きのこを
まいにち食べて
健康になる

東京農業大学教授　江口文陽　著

はじめに

きのこの研究を始めて、30年以上が経ちました。なぜきのこなのか。そのきっかけやモチベーションの端緒については、第四章で説明しています。ただ、私にとって衝撃的だったのは、がんに冒された父がきのこを食生活に取り入れ、また、きのこ由来成分を含む薬による治療を受けたことで、日本人男性の平均寿命まで生きられたという事実です。父が「きのこの力だけ」でそこまで生き永らえたのかどうか、それは断言できるものではありません。しかしきのこの「何が」「どう働いたのか」を解明したい。それが私にとっての原点です。

私が学んだこと、追求し続けていることは、きのこの魅力や実力のほんの一端にすぎません。薬にも毒にもなるきのこ。食べておいしいきのこ。産地を活性化するきのこ。個人の健康や生活を豊かにすると同時に、経済効果をもたらす産品としての力も計り知れません。「きのことは何ぞや」。そこから始まり、知的好奇心と興味関心は、その生産から消費にいたるまで多彩に派生しました。まだ未知の領域もたくさん残されていますし、これほど奥深く、生涯を賭して向き合えるテーマに出会えたことは、本当に幸せなことだと思っています。

一方で「正しい情報が伝わること」の大切さもかみしめています。日本は世界でも類をみない長寿国になりつつあり、それは同時に、深刻な高齢社会の訪れをも意味しています。健康寿命の伸長は、経済面でも厚生面でも、喫緊の課題なのです。それを身をもって時間している人々は、健康情報に走りがちです。テレビやネットで「身体にいい」と喧伝された商品は、あっという間に売り切れます。後から副作用が判明して大騒ぎ、という笑えないケースだってあります。

きのこが本当によいものだと思うからこそ、研究書ではなく、一般の消費者に向けてわかりやすく解説した本が必要だろうと考え、本書を上梓することになりました。みなさんの暮らしがより楽しく、多彩なものになりますよう、本書が少しでもお役に立てば、望外の喜びです。

江口文陽

目　次

はじめに……3

第一章　きのこ好きのきのこ知らず
知ってるようで知らない「きのこ」って何？……10
きのこは一年中食べられる！……15
変化するきのこ栽培……17
全国にあるきのこ……24
身近なきのこたち……30
外国のきのこ……37
最近注目されているきのこ……42
●コラム／食べられないきのこ～毒きのこ……46

第二章　きのこマイスター

きのこマイスター、誕生！……50
長野から全国へ……52
きのこと消費者をつなぐ伝道師……54
きのこマイスターってどこにいるの？……61
きのこマイスターは何を学ぶのか……63
模擬問題にチャレンジしてみましょう……69
上手な買い方のコツ……75
上手なきのこの保存方法……79
きのこ調理のコツ……85
きのこパーティを開こう！……91
きのこツーリズムって何だ？……95

第三章　きのこをまいにち食べて健康になる
生活習慣病には最適なきのこ……101
きのこでがんを予防する！……103
血糖値低下と糖尿病対策にも……106
免疫力を高めるきのこ……108
きのこで美人になる？……109
高齢者ほどきのこを食べよう！……110

第四章　きのこには未来がある
なぜきのこの研究を始めたのか……117
日本のきのこ研究最前線……120
海外での研究はどこまで進んでいる？……123
これから期待できること……124

第一章

きのこ好きの
きのこ知らず

「きのこ」と聞いて、何を思い浮かべますか？　絵本に出てきた、赤い傘の愛らしいきのこでしょうか。スーパーに並んだシイタケやブナシメジでしょうか？

ご存知のとおり、きのこは食べ物です。食卓ではおなじみの、エノキタケやブナシメジは、非常に安価で安定した、いつでも手軽に手に入る食品です。一方、マツタケとなると、高級食材の代名詞。国産マツタケともなれば、庶民の日常の食卓に気軽に上るものではありません。

同じきのこなのに、１００円しないものから数千円、数万円のものまで。きのこの多彩さ、奥深さを知っていただくことから、本書をスタートしたいと思います。

知ってるようで知らない「きのこ」って何？

「きのこ」って、何でしょう？　当たり前の存在すぎて、考えてみたこともなかった、という方もいらっしゃるでしょう。きのこの魅力についてお話する前に、まず知っておいていただきたいことがあります。

■きのこは植物ではない

えっ？と思われるでしょうか。絵本では森の奥深く、日の当たらない木の根元などに描かれていますよね。「土や木から生えているんだから、植物だろう」。そう思われても不思議はありません。事実、きのこ研究の歴史において、きのこ＝植物、と分類されていた時代もあります。しかし、きのこの生態が解明されるにつれて、「これは植物ではない」という結論に至ったのです。具体的にいうと、きのこの体の構造や生活のしかたは、植物とはまったく違うことがわかってきたのです。

では、きのこって何なのでしょう？　きのこは学術上「菌界」という分野に入ります。**次ページの図**を見てください。これはホイタッカーの五界系統図といいます。私たち人間を含む地球上のすべての生き物を5つのグループに分けたものですが、きのこはこの真ん中の「菌界」に属するのです。

同じ菌界の仲間には、味噌や醤油、お酒の発酵で活躍する「麹菌」やヨーグルトでおなじみの「乳酸菌」、納豆の「納豆球菌」などがいます。

さあ、この時点で何か気が付きませんか？　菌界に属する仲間は、みんな近年「体に良い」ことが知られているものばかりなのです。こうした菌類を食べる人のことを

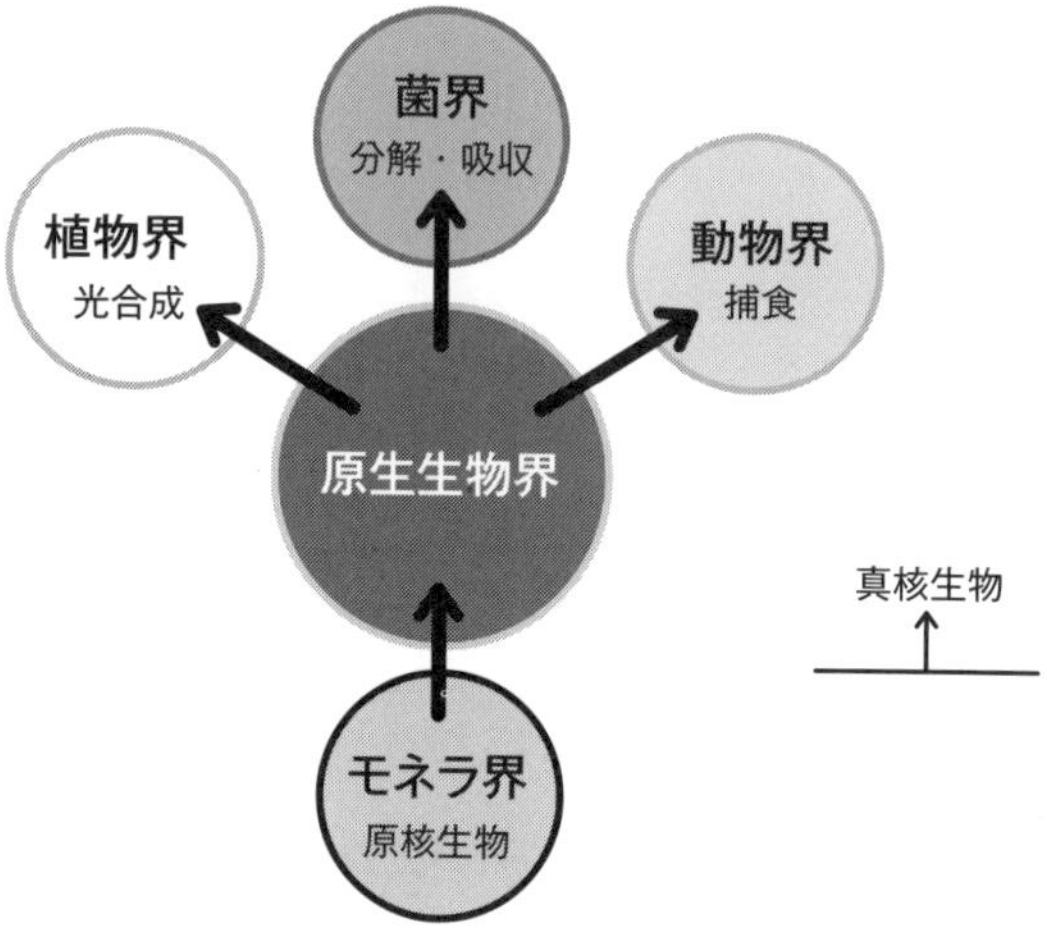

ホイタッカーの五界系統図

「菌食者」＝マイコファジストといいます（菌食のことをマイコファジィといいます）。

それでも、麹菌や乳酸菌、納豆球菌のイメージときのこは違いますよね。自然界でのきのこは、枯れた樹木や枝、落ち葉、動物のフンや死骸などに生えます。いうなれば、動植物の「いらなくなったもの」に菌糸を伸ばし、その養分を吸収して成長します。養分を吸収する段階で、とりつかれた側の樹木や落ち葉や死骸は酵素の力で分解されて、土に帰ってゆきます。死骸やフンに生える、と聞くとぞっとしますが、彼らが分解してくれることで森がきれいになる、きのこは「掃除屋」でもあるのです。

胞子という言葉、聞いたことがあるでしょう。植物で言えば「種」にあたるものです。きのこの食べられる部分（傘と軸の部分）のことを、学術的には「子実体《しじつたい》」といいます。胞子は傘の裏のヒダヒダの中についていて、傘が開くことで胞子が風に飛ばされて拡散。胞子は水分と栄養のある場所に落ちて、ちょうどいい湿度になったら芽を出します。芽といってもいわゆる植物の発芽とは違って、菌糸という肉眼では見えない繊維をのばしていきます。子実体（きのこ）は、まさにこの菌糸が束になったもので、私たちはこれを食べているというわけです。

もうひとつ、植物と違う大前提があります。それは「きのこは光合成をしない」ということです。きのこが育つうえで、日光が不要なわけでは、ありません。しかしきのこは光合成をしません。酸素を吸って、二酸化炭素を吐き出していますので、そこも光合成をする植物とはちがうところです。

■きのこは農作物ではない

これまた「えっ?」と思われるかもしれません。今、市場に出回っているきのこのほとんどは人工栽培されたものであることはご存じでしょう。スーパーでは野菜売り場に並んでいますし、パッケージには◎◎農協と書いてある。だったら農作物だと考えるのが普通です。しかし、現在の分類では、きのこは「農林水産省の野菜生産出荷」統計ではなく、「農林水産省(林野庁)の特用林産物生産」統計に属します。すなわち、「特用林産物」なのです。(※)

※マッシュルーム(ツクリタケ)だけは農産物区分に入ります。

「特用林産物」とはいいながら、現在のきのこ栽培は、ほとんどが「ハウス」栽培、それどころか「工場」で栽培されています。

このあたりについてはのちほど詳しく触れますが、まずきのこにもいくつかの種類があります。

大きく分けると「腐生性きのこ」と「寄生性きのこ」に区分されます。

腐生性きのこは、堆肥や落ち葉、枯れ木などに生えて養分を吸収します。特に枯れ木につくものは、木をぼろぼろに分解して、それが新たな堆肥の元になったりもします。腐生性きのこの仲間には、シイタケ、ヒラタケ、エノキタケなどがあります。

もう一方の寄生性きのこは、生きている植物や昆虫に寄生して、その栄養分で成長します。寄生するというとおぞましいイメージがあるかもしれませんが、ほとんどの寄生性きのこは宿主の健康を損なうことなく、害も与えず、一緒に生活していますので「共生」と言い換えたほうがわかりやすいかもしれません。実際、一部のきのこは寄生した植物に水を与えたり、病害から守ってあげる役割をになっていたりもします。寄生性きのこは菌根菌《きんこんきん》とも呼ばれ、その仲間にはマツタケやホンシメジがあります。

きのこは一年中食べられる！

「きのこに旬はあるの？」たびたび受ける質問です。何となく、秋から冬のイメージはありませんか？　イタリアンレストランに行けばきのこのリゾット。レシピ雑誌を開くと、鍋物やきのこ料理が並ぶのは秋・冬です。実りの秋のイメージがあるためでしょうか。

旬とは作物がもっともたくさん採れる（または獲れる）時期のこと。栄養価も高く、味もよく、市場に出回る量も増えるために価格も安くなる。あらゆる意味で「ベストシーズン」といえるでしょう。

さて、冒頭の質問への回答ですが、Ｙｅｓであり、Ｎｏでもあります。自然界にはすさまじくたくさんの種類のきのこがあって、それぞれ、一定の温度や湿度、栄養や水分などの条件が揃うことで生育します。それがもっとも盛んになる時期がそのきのこの「旬」でしょう。

ご存知のとおり、日本は南北に長い国土をしています。同じ日でも、北海道と九州・沖縄では気温が大きく違うことも珍しくありません。また、気温の違いは高低差によってももたらされます。平地が汗ばむほどの陽気でも、山頂では肌寒いこともあります。そして自然界のきのこは、自分の生育条件に合った場所に自生しています。南北に長く、高低差もある日本ですから、自然界では３６５日、いつでも・どこでも、暑いときに盛りになるきのこもあれば、雪の下でも生きられるきのこもあります。なにかしらのきのこが生えているといって過言ではありません。

もうひとつ、安定した食材としてのきのこについて考えてみましょう。スーパーに並ぶ、きのこたちのことです。こちらのほうがよほど、一般市民の生活に密着した存在でしょう。

鍋物が増える時期になると、野菜売り場でのきのこの占める面積は大きくなります。これは「旬」だからではなく、「売れる時期」だから。生産者が市場のニーズに合わせて生産量を増やしているからです。

現在、家庭の食卓にのぼるきのこのほとんど（シイタケ、エノキタケ、ヒラタケ、ブナシメジ、エリンギ、ナメコなど）は、人工栽培（菌床栽培）です。もちろんこれらのきのこは自然界にもありますが、それぞれの生理を分析し、理想的な条件下で栽培・収穫できる技術を、日本のきのこ農家は確立しています。だから自然界では生えないはずの時期であっても、スーパーには豊富に並ぶのです。完全に人の力でコントロールできていますから「生産調整」も可能。よく売れる時期にはたくさんつくり、売れない時期には減らす。そうやって一年中、食べられるというわけです。

変化するきのこ栽培

今の日本で、きのこは一年中食べられるものだとご説明しました。山にもハウス

（工場）にもある、とも言いました。ここではもう少し詳細に、今の日本のきのこ栽培の実情についてご説明しましょう。

前述したとおり、今、日本国内で販売されているきのこのほとんどがハウスや工場での人工栽培（菌床栽培）です。ここにいたる経緯や背景をたどると、いかに日本のきのこ農家が進化を続けているかがわかります。

■あらゆる意味で「安定」しているきのこ

きのこは、そう高いものではありません。人工栽培ができない、ごく一部の天然きのこ（マツタケやトリュフなど）を除けば、ワンパックで数十円から数百円で買えるものばかりです。野菜は天候不順が続いたりすると値段が上がり家計を直撃しますが、きのこにはほとんど「価格高騰」はありません。なぜでしょうか。

前項で説明したとおり、完全な人工栽培が可能になった今、天候の良しあしは収穫量に影響ありません。その結果どうなったか。わかりやすくトピックスにしてみましょう。

・価格への影響

人工栽培が確立した今、天候不順による価格変動はありません。きのこの価格に影響するのは、人件費や栽培にかかるコスト（水光熱費）、そして流通上の輸送費です。たとえば原油が高騰するようなことがあれば、それがガソリン代やガス代、電気代に跳ね返り、回りまわって、きのこの価格を若干押し上げることもあるかもしれませんが、価格面、供給面ともに非常に安定した作物だといえるでしょう。

・雪国にもたらした恩恵

きのこ栽培は、主に雪国に大きな恩恵をもたらしました。その理由はもう、おわかりですね？　天候に左右されないどころか雪に閉ざされた季節でさえ、きのこ栽培は可能です。それまでは雪が降ったら仕事にならなかった農家の人たちも、ハウスや工場を構えることで季節に関係なくきのこを栽培できるようになりました。長野県や北海道が、エノキタケやシイタケの産地として、めきめき成長している背景はここにあります。

■農家の高齢化・工業化ときのこ栽培

さらに少し硬い話をしましょう。

日本はすでに、世界でも類を見ない高齢社会に突入しています。農業や漁業などの一次産業における、高齢化や人手不足は深刻な状況が続いています。最近でこそ、企業が農業に乗り出したり、若い世代が新しい視点から技術革新に取り組むなど、一筋の光明が見え始めてはいますが、まだまだ課題は山積みです。

さて、そんな中でのきのこ栽培です。

シイタケを例にとると、わかりやすいでしょう。シイタケといえば、原木を累々と並べ立てかけて栽培するもの、というイメージを持たれる方もいらっしゃると思います。あの栽培方法は「原木栽培」といって、従来からのシイタケの栽培スタイルです。

原木栽培は、山から木を伐りだしてきて農家まで運び、原木になるように切りそろえて整形し、そこにシイタケの菌糸をつけた「種ゴマ」を打ち込む穴をあけます。種ゴマを打ち込んだら、日陰に積み重ねて並べます。シイタケが順調に生育するように管理につとめ、風通しや日当たり、湿度をチェック。ときには重たい原木の位置を変えたり、天地をひっくりかえすなどの作業が必要になります。考えただけでも、重労働なのがわかりますよね。高齢化が深刻な農家にとっては非常につらい作業になります。また、企業がこの方式を採用したとすると、これだけの重労働を、ブラック企業にならないようコンプライアンスに沿った形で実現する（きちんと人件費を支払う）と、収穫されたきのこは、とても今のような価格では販売できません。こうした現状の中、きのこの栽培がどんどん人工栽培化し、オートメーション化していったのも、当然の成り行きだったといえるでしょう。

■原木栽培と菌床栽培

現在、原木栽培によるシイタケは、日本全市場の約1／4。栽培文化として保存しようという動きもありますし、原木栽培こそが最も自然に近い栽培方法だとする意見もありますが、安定供給に不向きな部分は否めません。現在の人工栽培は、菌床栽培と呼ばれる方式を採っています。菌床とは、おがくずと栄養剤（米ぬかや麦ぬか）を、きのこの種類ごとに適正に配合して水を与えたもの。ここにきのこの菌糸を植え付けて成長させます。初期の菌床栽培の品質は、たしかに原木栽培には遠く及ばないものでした。しかし今では栽培技術の革新や菌床栽培に適した品種の開発が進み、より低コストに、おいしくて大きいきのこが栽培できるまでに進歩してきたのです。

たとえば菌床の土台となるおがくず（おが粉）も実に多彩です。ひとくちにおがくずといいますが、何の木のおがくずなのか、きのこ栽培には大きな問題です。畑が変われば作物の味が変わるように、おがくずが変わればきのこの味は変わります。

従来、きのこはコナラやミズナラ、クヌギなどの広葉樹で栽培されてきましたが、近年では杉などの針葉樹でも栽培できるようになってきました。針葉樹に含まれる精油成分がきのこには邪魔だったのですが、それらを除去しておがくずにすることで、菌床栽培が可能になったのです。また、そうした針葉樹に合った品種（株）の開発をしている種菌業者もあります。

杉は建築材として期待されて全国の植林地に植えられたおかげで、大量に手に入れることができる木材です。杉のおがくずが菌床に利用できるようになるということは、きのこ栽培の可能性をさらに広げることになるというわけです。

一方、非木質系の培地としては、トウモロコシの芯（コーンコブ）なども一般的になってきています。

■きのこと農薬

きのこに限らず、食の安全についての関心は年々高まりを見せています。無農薬、有機栽培、地産地消、オーガニック…。さまざまな言葉がメディアを賑わせています。きのこ栽培において、基本的に農薬は使いません。農薬が関与する可能性があるとすれば、培地に使用されるおがくずや栄養素となる米ぬか・麦ぬかに残留農薬があった場合でしょう。

では、きのこは農薬いらずで育てやすい生き物なのかといえば、そうはいきません。むしろ非常に繊細で手間暇のかかる作物です。

たとえば、どんなにコンピューター管理で温度も湿度も徹底的に調整されていたとしても、なぜかしら発生不良が起きるということがあります。きのこは二酸化炭素を排出するので、換気を徹底しないと息苦しくなって発生不良を起こします。かといって、一気に換気扇を回して空気を入れ替えれば、温度や湿度にも影響が出ます。温度・湿度・二酸化炭素・紫外線…コンピューターだけでは管理しきれないのがきのこ栽培なのです。

きのこがいかに繊細な作物か。たとえば管理を徹底している農家では、出荷後、栽培室をきれいに洗浄します。以前のきのこの胞子が室内に残っているだけで、それが何らかの支障となって次に栽培されるきのこに悪影響を与えることさえあるからです。

きのこに真摯に向き合う生産者ほど、きのこの「顔」を見ています。コンピューターで制御されているのは室内の環境であって、きのこそのものではありません。同じ年に生まれ、同じ学校で同じ教育を受けても、人はさまざまな個性を持って成長します。きのこもそれと同じ。均一に管理されていても、生育のしかたは個々に違います。機械やコンピューターに任せきりにするのではなく、自分の目で見て生育状態を判断し、ベストなタイミングで出荷する。きのこほど、生産者の個性や経験則が反映される食品はないだろうと、私は思っています。

全国にあるきのこ

必要な設備さえあれば、理論上、誰でもどこでも栽培できるようなったきのこ。では、名産地というのはあるのでしょうか。リンゴなら青森、ミカンなら愛媛や和歌山、といわれるようなブランド産地は？　この疑問への答えはいたってシンプルです。

「やる気のある農家さんのいる土地が、名産地です」。

何を言ってるんだ？と思われるかもしれません。しかしこれが、真実です。きのこの人工栽培には設備が必要です。全国的にもトップシェアを目指すなら、相応の規模も必要になります。また、安定した高品質、安定した出荷を確実なものにするには、研究も欠かせません。人手と頭脳とお金。これらが揃うことが、よいきのこ産地の条件ともいえるでしょう。

現在、きのこ生産地として知られている長野県をはじめ、新潟県、徳島県、福岡県、群馬県、北海道、熊本県、大分県…数々の都道府県が名産地に名を連ねています。具体的には、現在（２０１７年）、生シイタケの生産量日本一は徳島県です。エノキタケは長野県、という具合です。それぞれの土地の生産者さんたちががんばっているのは言うまでもないことですが、そのほかにも、栽培きのこの元を作る種菌メーカー、公設の試験場などが品種改良にいそしんでいます。消費者の目から見れば、店先に当たり前に並んでいるきのこですが、これほどまでに安定した人工栽培と、それによる大量供給が可能になったのは、ここ20年あまりのこと。ごく最近のことなのです。

では今後、やる気のある人が出てきたら、今までにない産地でもトップに躍り出る

全国きのこ総生産量

（林野庁　平成25年度統計データより）

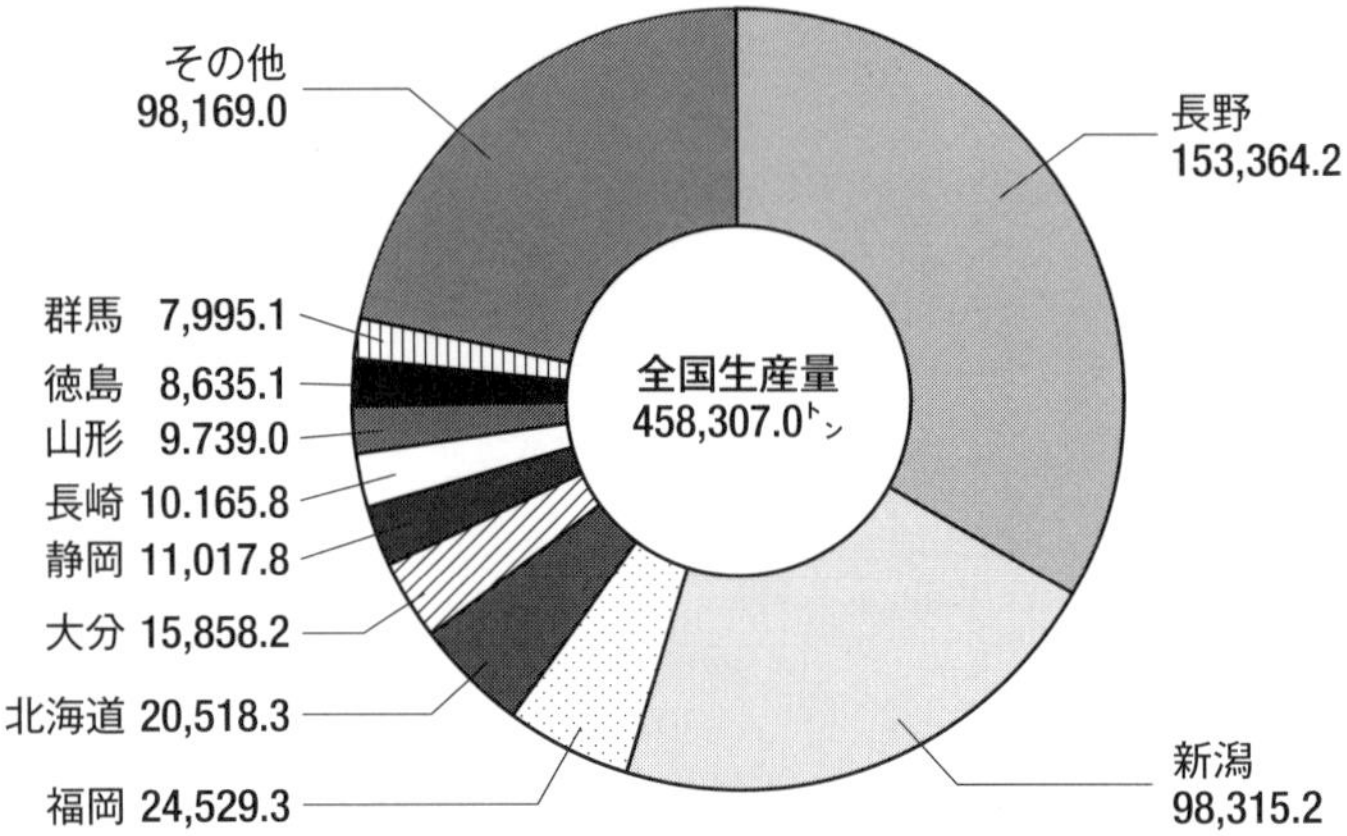

ようなことがあるのでは？　と思う人もいるでしょう。自由競争とはそういうものですから、可能性はゼロとはいいません。しかし、今、産地に名を連ねているところは、これまでに蓄積した経験や研究の成果があります。独自に培ったノウハウも、開拓してきた販路もあります。これらを一朝一夕に追い越そうとしても、そう簡単にはいかないでしょう。

生シイタケ

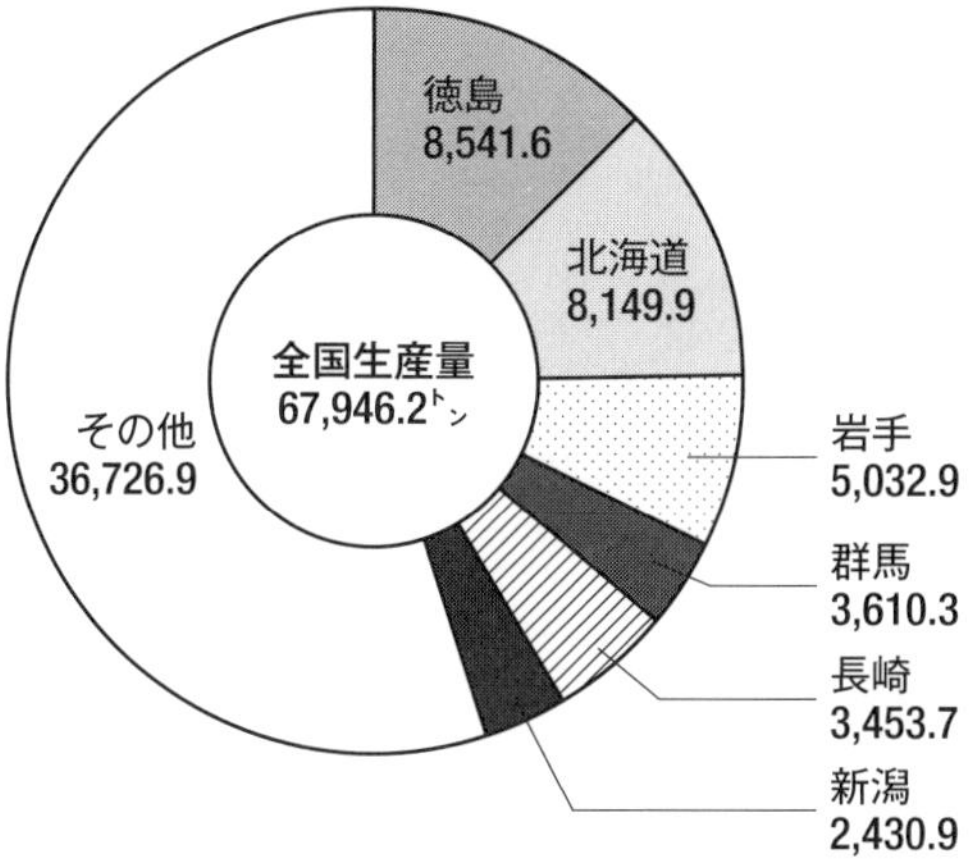

干しシイタケ

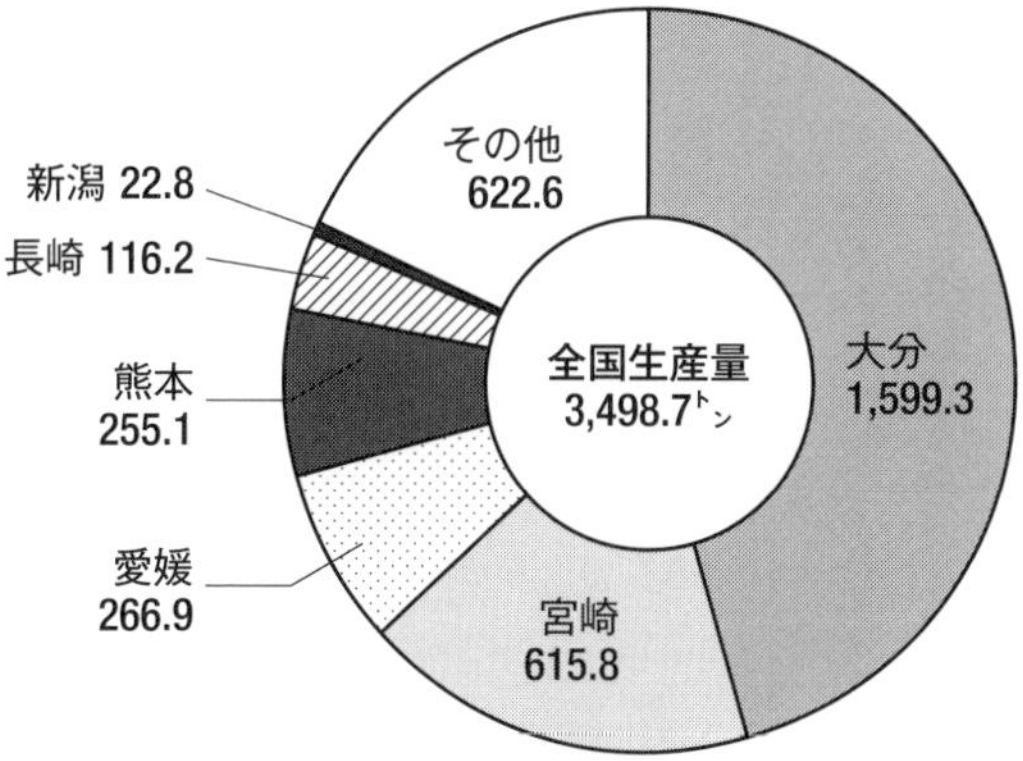

エノキタケ

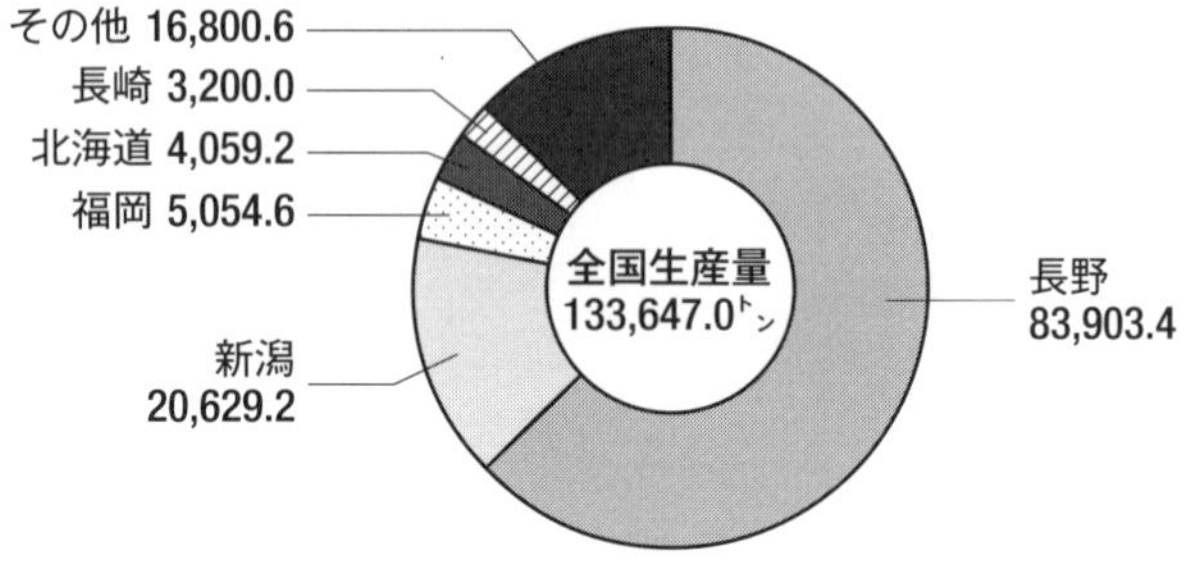

ブナシメジ

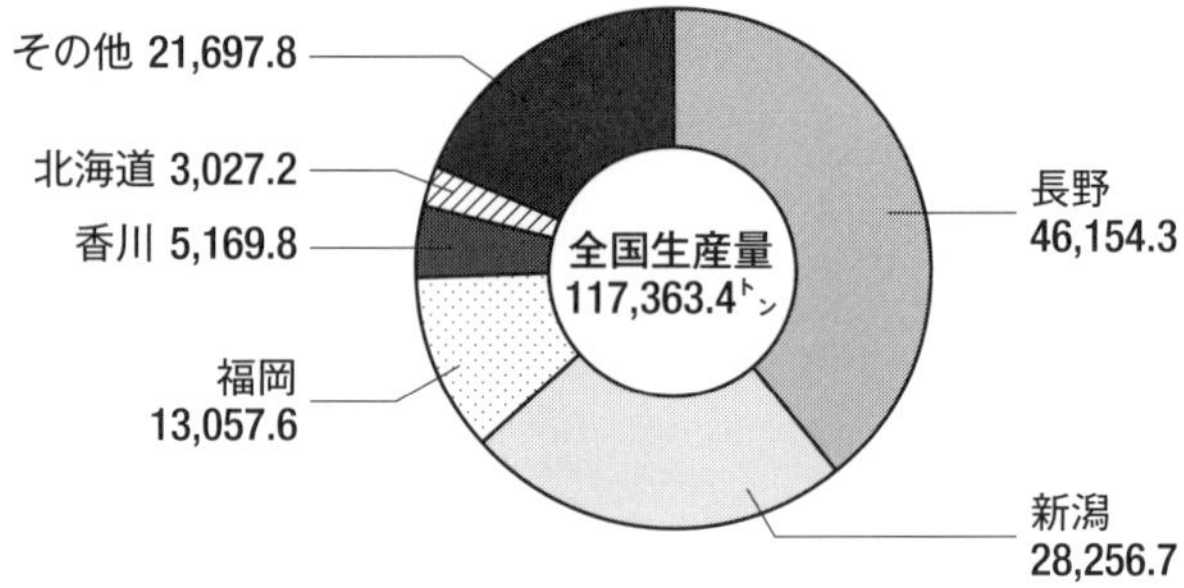

エリンギ

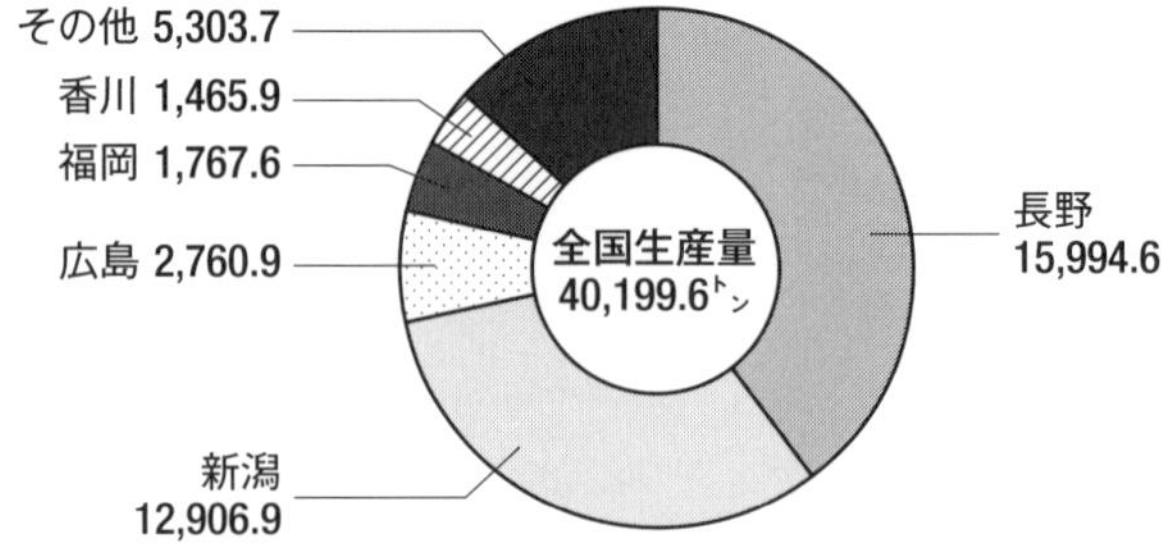

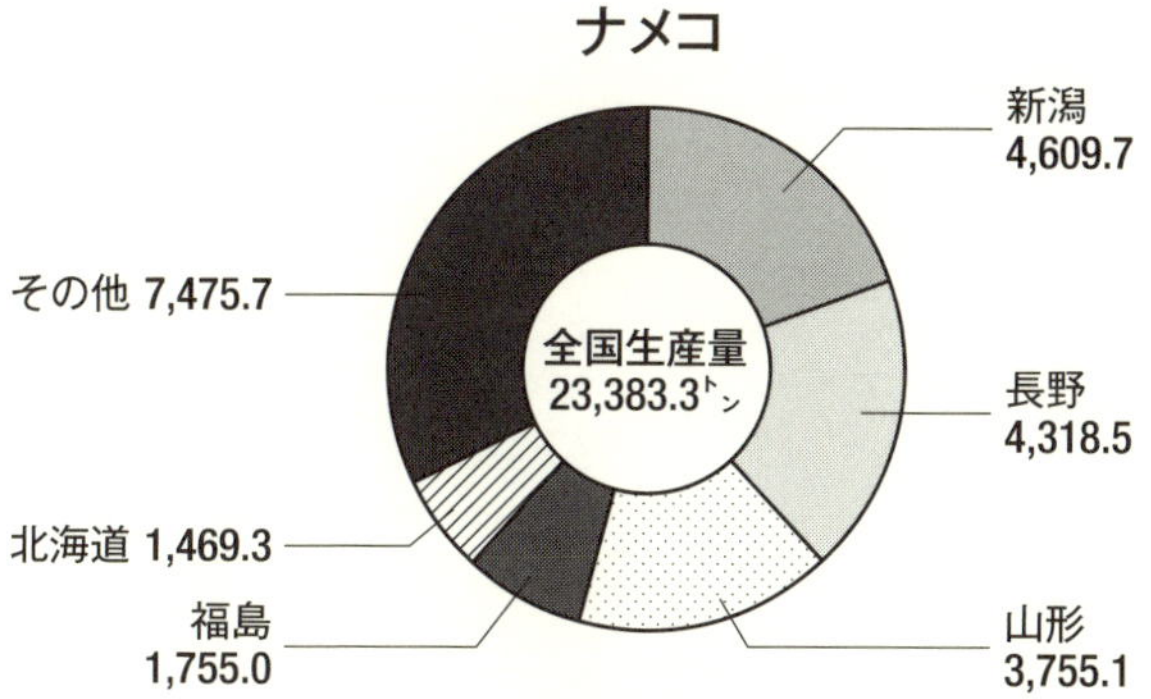
ナメコ
新潟
4,609.7
長野
4,318.5
山形
3,755.1
福島
1,755.0
北海道 1,469.3
その他 7,475.7
全国生産量
23,383.3トン

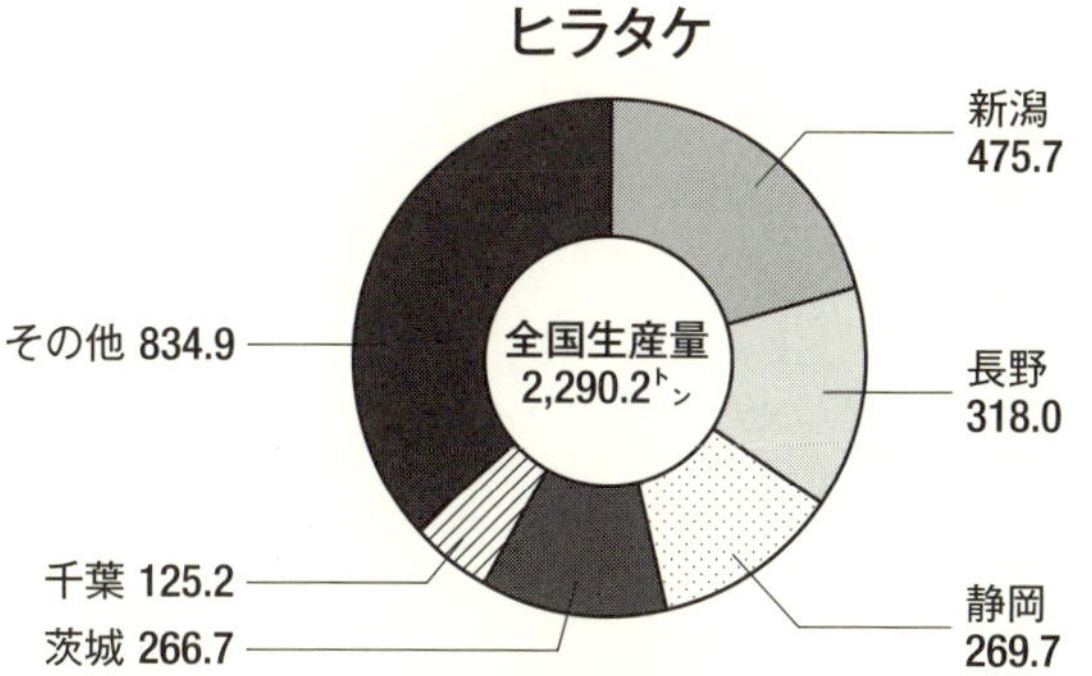
ヒラタケ
新潟
475.7
長野
318.0
静岡
269.7
茨城 266.7
千葉 125.2
その他 834.9
全国生産量
2,290.2トン

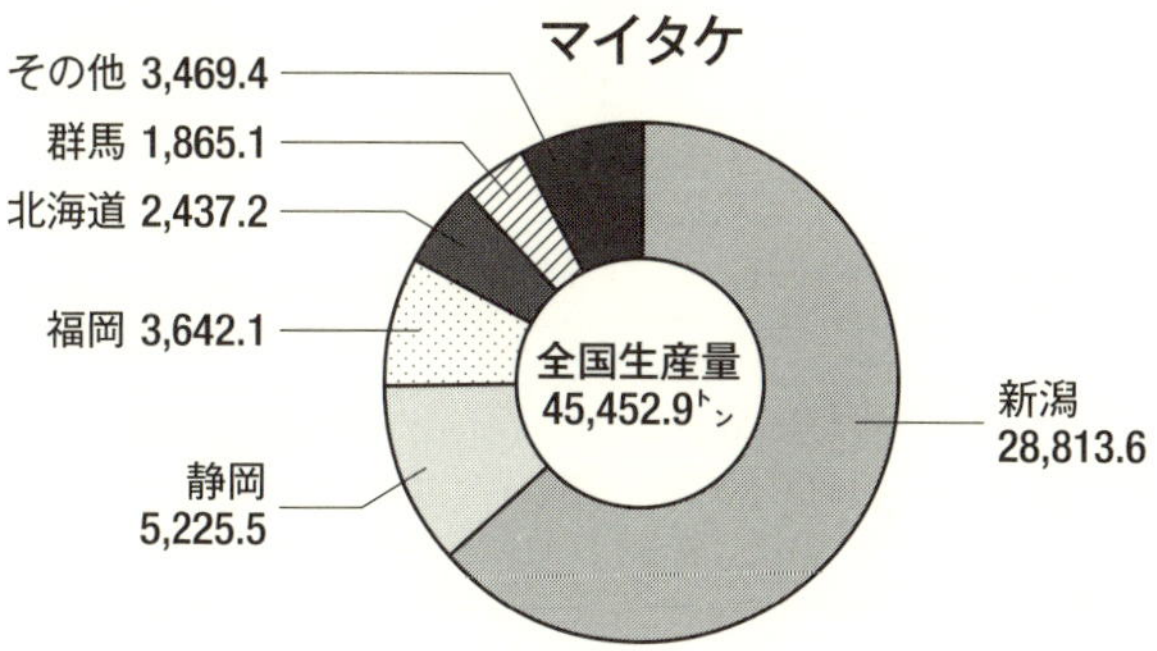
マイタケ
新潟
28,813.6
静岡
5,225.5
福岡 3,642.1
北海道 2,437.2
群馬 1,865.1
その他 3,469.4
全国生産量
45,452.9トン

身近なきのこたち

■生シイタケと干しシイタケ

シイタケにもいろいろな形のものがあるのは、みなさんご存知でしょう。お米にササニシキやコシヒカリといった品種があるように、シイタケにもさまざまな品種があります。現在日本で流通しているシイタケで、種苗登録されているものだけで約150種類。傘の形、軸と傘の付き方、それから傘の部分が白くなってひび割れているもの、さまざまです。また、シイタケには生シイタケと干しシイタケがあります。

大分県産などの「どんこ」と呼ばれるシイタケは、干しシイタケの中でも特に高級品として珍重されています。都内のデパートでは桐の箱に入っていたりして、ひと箱に10〜20個入って数万円するものも。ちなみに、生シイタケの生産地は徳島県が現在トップですが、干しシイタケとなると、大分、熊本、宮崎が三大生産地になります。

その昔、今のように鉄道や飛行機などの輸送インフラが整備される前、新鮮なきのこの輸送はほぼ、不可能でした。九州から本州の、それも京都や大阪、東京（江戸）

への輸送といえば廻船が中心。日数もかかります。そこで、天日で干した「干しシイタケ」が運ばれるようになりました。干すことで水分が飛び、軽くなり、扱いやすくなります。少々のことでは壊れなくなるので、輸送にも適した状態になります。

シイタケは鮮度が落ち始めると、ヒダの部分に黒褐色の点々が出てきます。これはシイタケ自身が酵素の力で、自分の体を土に戻そうとする自己消化。これを食い止めるには、酵素の働きを止める必要があります。酵素の力は水がないと働かないので、水分を飛ばすことで劣化を食い止めることができるのです。

また、干しシイタケには「干しシイタケ」と「乾燥シイタケ」があるのをご存知でしょうか。実は景品表示法上、「干しシイタケ」と名乗ってよいのは天日干ししたシイタケのみ。電気乾燥などで乾かしたシイタケは「乾燥シイタケ」です。

天日で乾燥させると、シイタケの水分が飛ぶだけでなく、シイタケに含まれるビタミンDが増強されるという効果もあります。乾燥させることでうまみも増し、栄養も豊富になるシイタケ。もしご家庭で、シイタケが残ったときは、そのまま冷蔵庫に入れるのではなく、5、6時間、傘を下にして天日に干してみましょう。干しシイタケほどカサカサにはなりませんが、うまみが凝縮してビタミンDも増加。水分を飛ばすことで品質の劣化も防ぐことができます。

■シメジ

「香り松茸、味しめじ」という言葉がありますね。あれはホンシメジのことを言うのです。実は今マーケットに並んでいるシメジの中に、シメジというきのこはありません。一般的にシメジとして売られているものは学術的にはヒラタケの仲間ですし、ブナシメジとして売られているものも、まったく違う種類のきのこです。通称名がついている魚と同じですね。真鯛は鯛でも金目鯛は鯛ではない、というのと同じと考えてよいでしょう。

では「味しめじ」といわれるほどおいしいであろう、ホンシメジとはどんなきのこでしょうか。ホンシメジは松茸などと同じ、菌根菌の仲間です。マツタケもトリュフも人工栽培ができないきのこですが、ホンシメジの人工栽培もようやく近年、成功するようになったばかり。やがてはホンシメジが多くのマーケットに並ぶ日も来るかもしれません。その姿はむしろマッシュルームに似ていますので、見たらみなさん、びっくりされるかもしれませんね。

■エノキタケ

日本で最もよく食されているきのこのひとつが、エノキタケでしょう。色が白く、シャキシャキとした歯触りが特徴です。実は自然界のエノキタケは、もっと茶色い姿をしています。茶色いエノキタケも最近は「ブラウンえのき」などの名前で商品化されていますが、エノキタケについては白よりも茶色のほうが味も濃くアミノ酸含有量も多いので、もしお店で見つけたら、試してみてください。

また、きのこ全般に食物繊維は豊富ですが、エノキタケの食物繊維は水溶性食物繊維の多さです。そのため、鍋物などでは鍋地がよく沸き立ってからエノキタケを入れ、さっと火が通ったぐらいのところを食べるのが、風味も歯ごたえもよく、食物繊維も効率的に摂れます。水溶性であることを考えたら、スープなど、汁ごといただく料理に使うのもおすすめです。

■マイタケ

食べると踊りだしたくなるほどおいしいことから舞茸と名付けられた、というきのこ。マイタケには通常のマイタケと、真っ白なシロマイタケがあります。色が違うだけで、栄養価も味もまったく変わりません。なので、クリームシチューやクリーム系のパスタソース、あるいはおすましなどの料理に使う際はシロマイタケを使ったほうが、仕上がりが美しくなります。通常のマイタケは胞子が茶褐色なので色が溶け出し、料理の色をくすませてしまうのです。

マイタケの栄養面での特徴といえば、酵素を豊富に含んでいることでしょう。実験してみるとわかりますが、マイタケをみじん切りにして、ひき肉と混ぜ合わせてハンバーグを作るとします。丸く整形してフライパンに乗せて焼き始めるとあら不思議。ひっくり返そうとすると、丸めたはずのハンバーグがぽろぽろと崩れてしまいます。これはマイタケの酵素が肉のタンパク質を分解するため。せっかくのマイタケ＋ひき肉はハンバーグではなく、肉そぼろなどにするとよいでしょう。

この力を逆手にとって利用すれば、硬いお肉を柔らかく調理することができます。お肉に下味をつける際、マイタケを一緒に漬け込むことでマイタケに含まれる酵素がタンパク質に作用。煮ても焼いても柔らかく仕上がるのです。

■ナメコ

ナメコといえば、特徴的なのは傘の表面をおおっているプルプルした粘膜でしょう。あの粘膜は、ナメコが発生段階からまとっているもの。多糖体やムチンなどの成分を含み、氷点下でも凍らない性質があります。冬の寒さでも傘を凍らせないための自然の知恵でしょう。最近でこそ生のナメコも販売されていますが、昔はナメコといえば缶詰でした。あのプルプルは過熱しても損なわれず、色の変質もなかったため、缶詰にしやすかったというのもありましたし、あの粘膜にはゴミやホコリがつきやすく、そのままの状態では出荷しにくかったという事情もありました。現在では少量ずつパックして生の状態で出荷されるようになり、ブナシメジと同じような、軸の長いものもみられるようになりました。

■エリンギ

エリンギはシイタケなどに比べると、日本での歴史は浅いきのこです。エリンギの原産地はヨーロッパ。1988年、まだ日本で栽培が始まる前に、ポーランドのキュリー夫人ゆかりの大学、マリー・キュリー・スクウォドフスカ大学の教授から私が株を受け取り、エリンギに含まれる酵素の実験をした研究が日本のエリンギ学術論文の第一号でしょう。当初エリンギは、セリ科の植物に悪影響を与えるキノコとして知られていましたが、癖のない味、独特の歯ごたえなど、きのことして非常においしいことがわかり、大量生産を検討するに至ったのです。私も研究室で栽培しましたし、生産者としては愛知県の方が日本で最初に人工栽培を成功させました。実は自然界にあるエリンギとは、今売られている姿よりはるかに大きな傘を持っています。しかし流通のことを考えると、傘が小さく軸が太いほうがパッケージしやすいですし、そもそも栽培の段階でも、傘を開かせてしまうと横に伸びてしまって生産効率も低下してしまう。そこで、できるだけ傘を開かないように、いわば人間の都合であのような姿になったきのこなのです。

外国のきのこ

もちろん、海外にもきのこはたくさんあります。きのこはおそらく哺乳類が発現する以前から、地球上には生育していたであろう生物です。きのこが生育できないのは、極端に水の少ない砂漠地帯、土壌に塩分濃度が極端に高い、塩湖や死海の沿岸など。あの南極大陸にさえ、子実体を持つには至らないまでも、きのこの菌糸は発見されています。これが風などによって自然に運ばれてきたものか、探検隊や観測隊など人が何らかの形で持ち込んだ（衣服に胞子がついていた、食材として持ち込んだものから胞子が飛んだ、など）のか、それは判然としませんが、存在は確認されています。

食文化という観点からいえば、ヨーロッパにもアジアにも、きのこを食べる文化はあります。しかし日本ほど多彩なきのこを、さまざまな調理法で食べる国は、世界でも類を見ません。

ヨーロッパやアメリカでは、きのこといえば、まずマッシュルームです。スープやシチューに入れるのが一般的ですが、軽く茹でてサラダに入れたり、マリネにすることもあります。これは主にカナダで見られる食べ方です。

きのこは、日本でも海外でも基本的に生で食べるということはあまりしません。サラダなどに生で入っていても、必ずドレッシングやビネガー類（お酢）をかける、マリネするなどの加工をしてから。というのも、生のきのこはある種のアレルゲンを含んでいるからです。このアレルゲンはpHが4・0以下（酸性状態）になるか、加熱されれば不活性化します。生のマッシュルームなどをたくさん食べてそうした症状が出たとしたら、吐き気など。生のマッシュルームなどのアレルギー反応による症状は、じんましんや急な腹痛、頭痛、それはきのこの毒でも、不衛生による食中毒でもなく、生きのこによるアレルギー反応なのです。

マッシュルーム以外の海外のきのことといえば、イタリア料理でおなじみのポルチーニと高級食材のトリュフでしょう。

ポルチーニは独特の香りがあるきのこで、日本にも似たヤマドリタケ、アカヤマドリタケ、ヤマドリタケモドキなどがありますが、非常に少数です。ポルチーニはシイタケと同じく、生ポルチーニと乾燥ポルチーニがあり、パスタソースやリゾットなど、さまざまな料理に使われています。

黒トリュフ、白トリュフなどで知られるトリュフは、マツタケと同じ寄生性のきのこです。日本にもよく似た種類のきのこはありますが、西洋のトリュフとは違うものです。ヨーロッパでのトリュフ栽培（増殖法）は、一部で行われているようですが、まだまだ栽培可能な種類は限られています。

アジア各国にも、きのこを食べる文化はあります。中国料理ではシイタケやキクラゲはよく使いますよね。東南アジアでは、トムヤムクンなどのスープに入っているフクロタケが知られています。フクロタケは熱帯性のきのこで、日本には自生していません。台湾以南、フィリピンなどでよくみられるきのこです。中国料理などにも使われることがあり、日本でも群馬県に1軒だけ、生産している農家があります。

外国できのことといえば、むしろ日本のきのこがどんどん進出していることのほうが、特筆すべきトピックスでしょう。

シイタケはいまや Shitake Mashroom 、エノキタケは Enoki Mashroom として、特に料理人の間などでは通用する存在です。欧米の人たちはこうした日本のきのこを、パスタにしたりサラダにしたり、シチューに入れるなどして食しています。

ちなみに、日本では珍重されるマツタケは、欧米人にはあまり好まれません。あの独特の香りは彼らにとっては「土臭い」と感じられるようです。香りの好みは国ごとに様々ですよね。私たちが好む納豆も、苦手だという欧米人は珍しくありません。逆に、私たち日本人は一部のチーズなどで激しい発酵臭のするものに抵抗を感じる傾向があります。

市民権を得つつあるシイタケでさえ、ある種の生シイタケのにおいをかいで「わきの下のにおいみたいだ」と評したヨーロッパ人がいました。思わず笑ってしまいましたがこれには一理あって、日本人でも小さいお子さんがシイタケ嫌いになる理由のひとつが、この「におい」なのです。

シイタケは収穫直後から鮮度が落ち始めます。見た目はまださほど崩れていなくても、わずかに傷み始めたシイタケは、独特のホルムアルデヒド臭を発散します。このにおいはアンモニアのにおいに近いのです。「わきの下のよう」と表現された汗臭さも、アンモニア臭の一種。そして子どもがシイタケのにおいを嫌うのも、おしっこのにおいに代表されるアンモニア臭に近いから。生物学的に子どもは「弱い存在」「敵に狙われやすい存在」です。排泄物のにおいは自分の存在を相手に知らせてしまう、いわば危険を引き寄せるもの。なので、本能的にアンモニア臭を嫌うのだと考えられています。

そんな彼らですが、干しシイタケは好みます。干しシイタケのほうが味も香りも濃縮はされていますが、傷みかけたとき特有のアンモニア臭はありません。濃くなっているのはきのこ独自の香りです。同様に、元からヨーロッパが原産のポルチーニやエリンギは、よく好まれています。エリンギはそもそもそんなに香りの強いきのこではありませんし、ほとんどホルムアルデヒドも出ません。ポルチーニは香りは強いですが、どちらかというとチーズに近い香りなので、マツタケの泥臭さに対するような拒否反応はありません。

食文化もグローバル化が進んだ昨今。海外から入ってくるもの、日本から進出するもの、さまざまにありますが、きのこひとつ取ってみても互いの食文化や好みの違いが浮き彫りになるのは興味深いところです。

最近注目されているきのこ

新しいきのこ、とはいっても市場でのニューフェイスという意味であって、自然界で新発見があったわけではありません。すでにおわかりのとおり、市場に出回っているきのこはそのほとんどが、人工栽培されています。ここでいう新しいきのことは、近年栽培されるようになったきのこ、という意味です。

そんなニューフェイスをいくつかご紹介しましょう。まず非常に色鮮やかなのが、主に北海道で生産されているタモギタケ。カナリヤのような鮮やかなイエローをしていて、形はヒラタケに似ています。この黄色い色は熱を加えると消えてしまう性質があるため、素材の段階ではカラフルでも、料理の色を邪魔するようなことはありません。

もうひとつカラフルなのはトキイロヒラタケ。こちらは宮崎県などで生産されており、サンゴのようにオレンジがかったピンク色（鴇色《とき》）をしています。このピンク色は加熱しても色落ちしないので、色合いを生かした料理にも向いています。

もうひとつ、私が注目しているのがヤマブシタケです。山伏がまとう袈裟についた房飾り（白いポンポンのようなもの）に形が似ていることからこの名がつきました。認知症に効果をもたらす成分が含まれていることが研究の結果わかっており、さまざまな機能性食品への加工など、産業界からも注目されているきのこです。

こうした新しいきのこは、どのようにして誕生するのか。それは、マーケット的なトレンドから発生するのです。きのこ栽培が盛んになると、生産者は「もっと品質のよいきのこをたくさん収穫できるようにしたい」と考えますし、消費者からは「エノキタケのような白いものが欲しい」とか「体によい成分の入ったきのこが欲しい」というニーズが発生します。それらニーズに応える形で、旧来の品種を改良したり、これまで市場に出回らなかったきのこの栽培を研究したりする。その結果、安定的に商品供給できる品種が確立すると、市場に出回るようになるというわけです。

エリンギが人々に知られるようになったのは、90年代半ば以降です。最初は外食産業のメニューに「エリンギのバターソテー」などで登場し、徐々にマーケットにも並ぶように。出始めは、シイタケやブナシメジ、エノキタケに比べて若干高価だったはずです。やがて認知が広がるにつれて流通量も増加。どんどん価格は下がって、今やコンビニでも100円ほどで買えるようになりました。ご紹介したタモギタケやトキイロヒラタケ、ヤマブシタケも同じように、おなじみの存在になる日が来るでしょう。ただ、こうした新しい品種がマーケットに出回るには、越えなければならないハードルがあります。

今、日本人の平均的なきのこの摂取量は、1日あたり約15g。その内訳をみると、圧倒的に多いのはシイタケやエノキタケ、ブナシメジです。紹介したような新種のきのこが市場に出回るようになったときには、消費者は従来のシイタケやエノキタケの代わりにこれら新しいきのこを購入します。それではきのこ全体の需要は拡大しません。さらに、食品については保守的に考える人が多いので、タモギタケやトキイロヒラタケのように鮮やかな色をしたものは「人工的」「毒々しい」「何か添加されていそう」という印象に流されて、敬遠される傾向にもあります。きのこの専門家（生産者や研究者）が売り場に出向いて、新しいきのこの有効成分や健康効果について説明をすれば、好奇心が強くて健康志向の消費者なら買ってくれるでしょう。しかし、田舎へ行けば行くほど保守的な傾向は強く、その価値観を覆すのは容易ではありません。

きのこは全般に食物繊維が豊富で健康面での効果が確認されている成分を豊富に含んだ食品です。ニューフェイスも従来からのきのこも、多くの方々に関心を持ってもらい、ぜひ日々の健康に役立ててもらえたら。そう願わずにおれません。

●コラム

食べられないきのこ〜毒きのこ

時折、きのこ狩りに行って毒きのこに触れた、誤って食べた、という報道を目にします。きのこの毒による中毒は身体に悪影響を及ぼし、最悪の場合死亡することもあります。

当然のことですが、毒きのこによる事故は自然界でしか起こりません。ではどうしたらいいのか。そのきのこに毒性があるか・ないか、正しく判断する必要があります。

結論から言うと、毒きのこを見分ける「基準」は「ありません」。食べてもいい、安全なきのこを「覚えて」、確実に安全なきのこを採るようにする。それしか方法はありません。

「傘が赤いきのこは毒」「軸を裂いてみて、すんなり裂ければ無毒」「毒きのこも油で炒めれば食べられる」…これらはすべて、迷信です。まことしやかにささやかれていたりしますが、何の根拠もありません。ただただ、安全なきのこの見た目、におい、手触りなどをしっかり覚えること。これにつきるのです。

それでも困ったことに、食べられるきのこに酷似した毒きのこというものは数多く存在します。中には猛毒のものもあって、現物を食べなくても、胞子が付着したものを食べただけで具合が悪くなるものも。そんな毒きのこがもし紛れていたら、同じ容器に入っているものはすべて廃棄しなければなりません。

また、一時期はカエンタケがテレビで話題になりました。火炎《かえん》というだけあって、メラメラと燃え盛る炎のような形をしていて、色も鮮やかな赤。「触っただけで炎症を起こす！」などとセンセーショナルな取り上げられ方をしました。確かに手を触れて、その手で目や口元などの粘膜を触ったりすると、炎症が起きます。手に傷があったり、ささくれができていたりすれば、そこからカエンタケの成分が入ってやはり炎症に。よく起きるトラブルとしては、毒きのこに触れた手のままでトイレに入って…というパターンです。男性女性を問わず、局部は粘膜がむき出しですから、即座にトラブルになるというケースは意外と多いのです。

こうした毒きのこによる事故を防ぐには、しっかり経験を積むこと。疑わしいときは絶対に食べないこと。これに尽きるでしょう。

第二章

きのこマイスター

前章では、現在のきのこについてご説明しました。この章では、きのこに特化した資格『きのこマイスター』についてご紹介します。

「きのこに資格があるの?」と不思議に思われるかもしれません。しかし、きのこが実に多彩なものであること、今も新たな展開が続いていること、健康に役立つ機能性がある一方、一つ間違えば健康を損ねる可能性もあること…など、きのこの奥深さは前章でご理解いただけたと思います。

そんなきのこを正しく知り、その魅力を広く知らしめる。きのこの新しい楽しみ方を提案する。そんな役割を担うのが『きのこマイスター』なのです。

きのこマイスター、誕生!

きのこマイスターの誕生は、今から約12年前にさかのぼります。2006年9月、長野県中野市の職業訓練法人 中高職業訓練協会の観光産業部内に「きのこソムリエ」の認定制度を作ろう、という動きが生まれました。

長野県には志賀高原や湯田中温泉などたくさんの観光地があります。職業訓練協会で「観光地の旅館で働いている人に役立つ資格や検定があったら…」という意見が出たのが、その始まりでした。全国でも有数のきのこの産地でもある長野県。そこで「きのこを詳しく知り、その魅力をPRできる人材を育てよう」ということになったのです。

そこで協会では研究会を立ち上げました。この資格を持つ人がどんな知識を身につけるべきなのか、何を学んでもらうのか、詳細な検討が始まりました。その過程で「ソムリエ」から「マイスター」に名称も変更。翌２００７年６月にはＪＡ中野市、ＪＡ志賀高原、中野商工会議所、山ノ内町商工会、信州なかの観光協会、山ノ内町観光連盟の６団体で「信州きのこマイスター認定協議会」を設立。その年の８月から、「信州きのこマイスター・ベーシック認定講座」が始まりました。

所定の講座を受講し、テストに合格した人が「信州きのこマイスター・ベーシック」に認定されます。さらに深くきのこについて学ぶ「信州きのこマイスター」の講習を受け、テストに合格すれば「信州きのこマイスター」に、とベーシックを皮切りに、次第に上位の資格にチャレンジできるようになっていました。

やがて、２０１０年６月には、一般社団法人 信州きのこマイスター協会が設立。

社団法人として本格始動したのです。

長野から全国へ

長野県北信州の生産地としてのボリュームと、観光資源になりうる「きのこ日本一」というネームバリューを生かすために「信州きのこマイスター」としてスタートした資格ですが、魅力的なきのこの産地は全国にあるし、きのこのすばらしさが国民の健康に大きく寄与するであろうことについては、長野県に限った話ではありません。そこで、一般社団法人発足から2年後には、資格名から信州の文字がはずれることになりました。

信州きのこマイスター・ベーシックは、ベーシックきのこマイスターに。

信州きのこマイスターは、きのこマイスターに。

さらに翌年には、きのこマイスターよりも専門性を高めたスペシャルきのこマイスターも設立。２０１４年にはスペシャルきのこマイスターの一期生が認定されるなど、資格制度そのものもどんどん進化、発展を続けています。同年からは林野庁や長野県が資格を後援することにもなりました。
そして現在では、きのこマイスターは次のような仕組みになっています。

■入門コース　ベーシックきのこマイスター

きのこに興味のある人なら、だれでも受講・受験可能。2日間の講座受講、または通信講座（DVDを利用）を受けたのち、所定の場所で開催される試験に合格することで認定。日本きのこマイスター協会会場で受験する人で、希望があれば試験終了後に長野県中野市内の栽培現地視察に参加することもできます（2018年現在）。

■探究コース　きのこマイスター

ベーシックきのこマイスター合格者を対象に行われる資格試験。きのこの魅力を知るだけでなく、それを語り伝えられる人材の育成を主眼とする。きのこの基礎知識、機能への理解のほか、調理方法など活用法についてもさらに深く学習。通信講座によるカリキュラムを受け、2日間にわたるスクーリングと修了試験を経て、合格すると認定されます。

■専攻コース　スペシャルきのこマイスター

きのこマイスター（探究コース）合格者を対象に行われる資格試験。

きのこを普及させていく活動を重視した実践的な講座が行われます。きのこを軸として事業運営を想定して、事業マネジメントの基礎学習、経営学、マーケティングを学んだうえで、「生産・流通販売」「調理・加工食育」「観光・その他」の専攻コースへと進みます。

長野県の一地域から始まったきのこマイスターをめぐる動きは、生産者の思い、観光産業への期待、国民の健康にきのこを役立てようとする狙いなど、さまざまな人々の希望を背景に、本格的な資格制度へと飛躍したのです。

きのこと消費者をつなぐ伝道師

さて「きのこマイスター」設立はわかったところで、ではこの資格を持っていると何ができるのでしょうか。

■ベーシックきのこマイスター

きのこマイスターの入り口である「ベーシックきのこマイスター」は、きのこをよく知り、積極的に自分の生活に取り入れることで、より健康的に、より楽しい食生活を充実させることができる、というものです。

■きのこマイスター

セカンドステージである「きのこマイスター」は、きのこある人生＝マイコファジィな生活を通して自分の周囲にもその輪を広げること。さらに仕事や人生に、きのこへの知識・造詣を生かして活躍することもでき、また仕事を通して社会に貢献できる人材を育成する、という意味もあります。そのため、このステージでは野生のきのこについての知識、科学的に立証されたきのこの機能性など、単に「きのこを楽しむ」ところから一歩踏み込んだ知識を深めることになります。

■スペシャルきのこマイスター

きのこマイスターのゴールとなるのが第三のステージ、『スペシャルきのこマイスター』です。これはいうなればきのこ版の経営修士（ＭＢＡ）でしょう。経営力、企画力、開発力、または地域活性のための指導力など、きのこを軸にビジネスを展開したり、本格的な事業運営に乗り出そうという人のためのコース。高水準の知識のほか、きのこの生産・販売、あるいは調理や加工食品製造、観光産業などに従事しようという人にとって、大きな力となる資格です。

具体的に解説するとこのようになりますが、ひとことで言うならばきのこマイスターは「きのこと消費者をつなぐ伝道師」でしょう。

たとえば、活躍しているきのこマイスターのおひとり、藤原明子さんを例にご紹介しましょう。

藤原さんは元から大の野菜好きで、野菜ソムリエの資格に挑戦。山歩きをこよなく愛し、マムシやスズメバチに遭遇したり、時にはクマに間違われるなどの経験をしながら、野生きのこの研究も続けていたのだそうです。そんな中、きのこマイスターという資格を知り、最上級のスペシャルきのこマイスターを目指して猛勉強しました。資格を取った藤原さん。元来アクティブなタイプですから、きのこの伝道師として活発に動き始めました。以下は、藤原さんが仕掛けていったイベントの数々です。

ほだ木作り＋きのこづくしの食事会（２０１４年春）
野菜ソムリエきのこセミナーランチ（２０１４年秋）
きのこ観察会きのこ＋づくし会席（２０１４年秋）
きのことワインとオリーブオイルを楽しむ夕べ（２０１５年冬）
尾道松江線開通プレイベント（２０１５年春）
ヨガ教室＋きのこセミナー（２０１５年秋）
お山の学校 青少年育成市民会議（２０１５年秋）

この中でも継続しているイベントも数々あります。２０１５年春に続いて２０１６年秋には「金山街道」として知られる尾道松江線を「菌山街道」と名付け、きのこイベントを開催。その実行委員長を務めました。このときの様子はリポートにまとめられ、スペシャルきのこマイスター専攻コースの課題論文として提出されたのです。

イベントだけではありません。イベントで出される料理やオーガニックレストランのメニューの監修なども手掛けました。
また、きのこの機能性を生かした食品づくりの一環として、干しエノキタケを利用して焼いたパンの開発にも参加。試行錯誤の末、天日干しエノキタケ、国産小麦粉、全粒粉、てんさい糖、豆乳、藻塩の塩麹、オーガニックオリーブオイルなど健康志向の材料を厳選。商品をイベントで販売してみたところ大好評！ついにはコーヒー専門店への定期納品も決まりました。量産については保健所の製造販売許可のある障がい者福祉施設で本格的に商品化することにもなったのです。

もちろん、藤原さん以外にも活躍しているきのこマイスターはたくさんいます。飲食店経営の小林大輔さんは、ラーメン店を営んでいました。店のラーメンに「えのき氷」（※）を練りこんでえのきラーメンを開発。また、その生地を煎餅にして「えのきせんべい」として売り出したところ、これが大ヒット！　とうとうラーメンよりも煎餅の製造販売が事業の中心となりました。今ではエリンギ寿司やきのこの燻製など、商品もますます多彩に。事業拡大を進めています。

※えのき氷とは…

食物繊維が豊富なエノキタケを利用しやすくしたもの。３００ｇの生のエノキタケをみじん切りにしたものに４００mlの水を加えてミキサーでペースト状に。このペーストをとろ火で約60分加熱してじっくり煮詰め、粗熱をとったものを凍らせたもの。料理の味を損なうことなく、豊富な食物繊維やさまざまな健康機能が無理なく摂取できる上、自然なとろみがつくので、水溶き片栗粉の代わりに使うなどの活用法がある。

障がい者ヘルパーの柳澤けさ子さんは、食事介護にきのこ料理を活用。障がい者の健康管理に寄与しています。

ペンションを営む飯田昭子さんは、きのこ料理を生かして「生活習慣病予防コース」などを設定。また、きのこのおやき（長野県地方の郷土料理）の製造販売や地域のきのこ料理の普及などにも努めています。

加工食品会社を経営する平林京子さんは、野菜やくだもの、きのこなどのカット、冷凍、乾燥加工の会社を経営。前述のえのき氷のほか、トマト氷や玉ねぎ氷を開発。えのき氷の商品化に成功。

女優の谷 麻紗美さんは健康と美容をきのこ食から追求。「おいしい上に美容と健康に役立つ」というきのこの魅力を積極的に発信中。

俳優の杉浦太陽さんは、「中野市食の大使」として中野市の食材を発信しています。その仕事の傍らきのこマイスター試験にチャレンジし見事合格。きのこ麻婆などオリジナルレシピの開発を手掛け、多くの有名シェフに伝授された知見を活かしてきのこの魅力を全国に発信しています。きのこの知識を習得したことで、きのこのうま味やきのこの力をやさしく説くまさに強力な伝道師です。

お笑い芸人加藤アプリさんは、吉本興業の「農業で住みます芸人」です。シイタケが子供のころから大好きで、きのこ資格に挑戦しきのこマイスターになりました。調理師の経験も活かして、今は自称「きのこ」芸人としてきのこのおいしさを発信しています。

いかがでしょうか。

イベントを開くことできのこを知ってもらう「場」を作り、セミナーなどでは「学ぶ機会」を作る。メニューや商品の開発をすることで「きのこの楽しみ方」を伝え、さらには雇用にも貢献できる。こうした取り組みは地域活性や観光産業にも寄与します。食べる人が健康になり幸せになる。知る楽しみ、味わう楽しみが広がる。そして、きのこを通して地域も活性化する。経済的・物質的な意味だけではない「(心)豊かな暮らし」に人々の関心が向いている今、きのこの伝道師の活躍がますます期待されているのです。

きのこマイスターってどこにいるの？

長野県から始まった「きのこマイスター」制度ですが、ではその資格所得者はどこに、どのくらいいるのでしょうか。

２００７年から始まった認定事業ですが、そこから毎年着実に資格取得者は増え続けています。その分布は発足の地である長野県はもちろん、全国に広がりを見せています。また、老若男女を問わず、職業もさまざまな受講者が参加しています。きのこに対する関心度が高く、健康への意識、食材としてのきのこに魅せられている人など、それぞれのモチベーションの在り方もさまざまです。

きのこマイスター認定講座資格取得者集計（2018 年）

地域別集計

	B	M	SP(受講者)
長野	418	153	13
東京	48	10	0
群馬	14	1	0
千葉	14	5	1
新潟	9	1	0
神奈川	9	1	0
埼玉	9	2	0
大阪	8	2	0
愛知	7	3	0
京都	5	1	0
滋賀	4	1	1
長崎	4	2	0
静岡	4	0	0
栃木	3	1	0
山梨	3	1	0
鳥取	3	2	0
茨城	2	2	0
熊本	2	2	0
福井	2	1	0
岡山	2	1	0
富山	2	2	0
兵庫	2	0	0
北海道	2	1	0
三重	2	2	0
山形	2	1	0
青森	2	1	0
広島	2	1	1
石川	1	1	0
沖縄	1	0	0
島根	1	0	0
福岡	1	1	0
岐阜	1	0	0
韓国	1	0	0
33	590	202	16

※長野県418名のうち160名が中野市

業種別集計

	B	M	SP(受講者)
生産者	154	59	8
JA	107	39	4
食品加工	31	9	0
流通	39	10	0
飲食	29	10	0
行政	19	8	0
学校・研究機関	49	13	0
市場	11	1	0
その他	151	53	4
9	590	202	16

ここにひとつの資料（前ページの表）があります。

２０１８年のきのこマイスター認定資格取得者の集計です。

長野県に人数が多いのは、生産者やＪＡ（農協）あるいはきのこ加工に従事する人が多いためでしょう。しかしその広がりは、関東圏をはじめ、遠く韓国にまで及んでいます。資格取得者の業種も、生産者やＪＡ関係者に次いで、学校や研究機関、流通業や食品加工業、飲食産業にも及んでいます。まだまだ広がりをみせるきのこマイスターの輪に、今後も期待が集まります。

きのこマイスターは何を学ぶのか

ここまで読んで、「そんな資格があるなら、ぜひ挑戦してみたい」と思われた方もいらっしゃるでしょう。「仕事の役に立ちそう」「もっときのこのことを知りたい」。そんな方もいらっしゃると思います。

ここではもう少し詳しく、各コースの講座で何を学ぶのか、ご紹介したいと思います。

■入門コース　ベーシックきのこマイスター

2日間の通学による通常講座（開催地は長野県内の日本きのこマイスター協会）か、DVDにより自宅で学習する通信講座のどちらかを選べます。

その講義内容は、

◆1日目

・きのこマイスターについて理解する（きのこについての基礎知識。資格の概要、目的、期待されていることなど）
・食生活論（きのこの調理法について）
・栄養学総論（きのこに含まれる栄養、きのこの機能性について）
・きのこの生理特性総論（私が受け持っている講義です。科学的に解明されているきのこの機能性について解説します）

◆2日目

・きのこの一生ときのこの生産について

・きのこ生産の歴史
・きのこの種類と見分け方
・きのこの流通と販売について

◆試験について

試験は長野県内の日本きのこマイスター協会と、ＪＡ上伊那本所、東京の東京農業大学で、合わせて年に5回、受験のチャンスがあります（２０１８年現在）。

試験は三択方式で質問は１００題。また、オプションとして、長野県内で受験される方には生産地の栽培のようすを現地視察していただくこともできます。

■探究コース　きのこマイスター

受講方式は通信講座のみ。修了試験の際に講義と実習があります。きのこの魅力を語り伝えられる人材になることを目指します。

◆通信講座カリキュラム
・きのこの生理・生態
・野生きのこの魅力
・きのこの遺伝・育種
・栄養学各論
・きのこの生理特性各論
・きのこの加工概論
・ソムリエからのメッセージ

◆修了試験時の講習・実習（2日間）
・きのこの調理学（実習）
・きのこの調理学（講義）
・おもてなしとプレゼンテーション
・きのこ新製品開発の基礎（演習）
・現場実習（2日目）

◆試験について
試験は修了試験として2日目に実施。三択方式の筆記試験とプレゼンテーションを実施。

■専攻コース　スペシャルきのこマイスター（7月〜翌年4月）
通信講座はなく、前半は5日間の認定講座を受講いただきます（2018年現在）。最終日に筆記試験を実施。後半は合格者のみ、専攻コース（3分野から選択）に進むことができます。

専攻コースが修了したら、レポート提出、論文発表会に参加します。

◆5日間の講座内容
・リーダーシップ論（話し方、伝え方、聞き方&まとめ方　広報の基礎　事業&マネジメント）
・経営学／企業経営の基礎　小規模企業の事業戦略
・経営学／企業会計、マーケティングの基礎　企業活動に必要な創造性・イノベー

ション
・経営学／地域資源の活用と「地域ブランド」　経営者に必要な資質
・経営学／事業失敗への道　事業成功への道

◆専攻コースの内容
・「生産・流通・販売分野」「調理・加工・食育分野」「観光・その他分野」の3分野
・3分野から1分野を選択し、目標設定、3〜5課題を講師の指導を受け終了論文作成

いかがですか？　何を学ぶのか、タイトルだけ見ても、各資格の違いが理解いただけると思います。きのこをより深く知り、愛するための趣味的な講座から、きのこを仕事に生かし、ビジネスの軸に据えて成功へと歩みだすための、ビジネススクール的要素まで。

多彩で奥深いきのこは、人ひとりの生涯をも変え、地域社会をも活性化できる、大きな存在なのです。

模擬問題にチャレンジしてみましょう

きのこに興味をお持ちなら、せっかくですから入門コース、ベーシックきのこマイスターの模擬問題に挑戦してみましょう。

【きのこマイスターに期待する―マイコファジスト実践論】

問1　マイコファジストに関する次の記述で正しいものはどれか。

①マイコファジストとは京都の舞妓遊びをする人である。

②マイコファジストとはファシズム推進論者である。

③マイコファジストとは菌食者を言うが、特にきのこを好んで食べる人である。

【きのこ生産の歴史】

問2　エノキタケのビン栽培発祥の地はどこですか。

①長野県中野市　②長野県長野市松代町（現）　③京都府亀岡市（現）

問3　シイタケのくさび形種駒を開発した人は誰ですか。

①田中長嶺　②森　喜作　③森本彦三郎

【きのこの種類と見分け方】

問4　柄につばがあるきのこは次のどれですか。

①フクロタケ　②ヤナギマツタケ　③ムラサキシメジ

問5　中国名で白阿魏、白霊側耳、天山神菇とよばれるきのこは次のどれですか。

①フクロタケ　②エリンギ　③バイリング

【きのこの流通・販売】

問6　消費宣伝の手法として、店頭において直接消費者に機能性や料理方法を訴えることで、消費の拡大を図る（　　）が一般的である。（　）に入る語句は次のどれですか。

①実演販売　②チラシ配布　③試食対面販売

問7　きのこの生産は、特に歴史が古いえのきたけは冬季の換金作物としての副業として導入された。現在は様々な技術革新を経て、（　　）生産品目として確立された。（　）に入る語句は次のどれですか。

①家内的　②複合的　③工業的（企業的）

【きのこの生産方法ときのこの一生】

問8　きのこ栽培は、効率化、省力化を目指して、オガコ等の培地基材と栄養材・添加材を混合した培地を利用する（　）による生産が主流になっている。（　）に入る語句は次のどれですか。

①菌床栽培　②林床栽培　③腐植栽培

問9　今関六也は、生態系における物質循環の中で菌類を（　）と呼んだ。（　）入る語句は次のどれですか。

①生産者　②還元者　③消費者

【食生活論（きのこの調理・貯蔵法より）】

問10　ブナシメジの調理に関する問題である。正しいのはどれですか。

①加熱しても特有の食感を保ち、へたらないので料理にボリュームが出る。

・

②酒を振りかけて蒸し煮（下処理）をすると、苦み・えぐみが強調される。
③酢の味との相性は良くない。

問11　食用きのこの凍結について間違っているものはどれですか。
①栽培きのこを凍結する場合、前処理は一切せずに、生のまま凍結することが好ましい。
②きのこは一切凍結すべきではない。
③きのこを凍結する場合、前処理として、煮沸することで解凍後の色調変化、食感の劣化を最小限に抑えることができる。

【栄養学総論】
問12　人間はカラダを動かすことで、健康を保つようになっています。次の記述のうち、一般的な運動の効用として、もっとも不適当とされるものを選びなさい。
①血糖値をあげる。　②ストレスの解消になる。　③体力がつき、丈夫になる。

問13　次の5大栄養素のうち、誤っているものはどれですか。

①たんぱく質は、エネルギー源になる働きと、カラダの構成成分になる働きカラダの調子を整える働きがある。
②ミネラルは、カラダの構成成分になる働きとカラダの調子を整える働きがある。
③ビタミンは、エネルギー源になる働きとカラダの調子を整える働きがある。

【きのこの生理特性総論】
問14　特にシイタケに多く含まれている薬用成分はどれですか。
①アルギニン　②ステロイド　③エリタデニン
問15　きのこは枯れ枝や落ち葉などを分解することから何と呼ばれていますか。
①森の破壊屋　②森のそうじ屋　③森の整理屋

問1－③　問2－②　問3－②　問4－②　問5－③　問6－③　問7－③　問8－①
問9－②　問10－①　問11－②　問12－①　問13－③　問14－③　問15－②

いかがでしたか？
欄外に正解を示しましたので、自己採点してみてください。

上手な買い方のコツ

さて、きのこマイスターの資格制度について説明してきました。ここからは、紙上セミナーだと思ってお読みください。きのこマイスターが消費者の方にお伝えする内容を、本書のページ上でお伝えするのです。

きのこマイスターは、各コースごとにレベルは違うものの、かなり専門的な知識を身につけています。それをわかりやすく消費者の方々にお伝えするのが、きのこマイスターの大きな仕事のひとつなのです。

その手始めが、きのこの上手な買い方です。

前章でもご紹介したとおり、栽培きのこは年中、スーパーや青果店の店頭に並んでいます。そして価格も、通年ほぼ同じで安定しています。例えば、

エノキタケ（1袋200g）78〜98円
エノキタケ（一株包装）88〜98円
ブナシメジ（一株包装）98〜128円

生シイタケ（1パック）198円
エリンギ（1パック）98円
マイタケ（1パック）98～128円
といったところでしょうか（2018年現在）。どれもほぼ、100～200円前後です。

もともとそんなに高価ではないきのこですが、さらにお安く手に入れようとするならば、セールを狙うのがコツです。

どこのスーパーマーケットも、平均すると月に1回はセール特価を企画しますので、そのタイミングで多めに購入して保存するのです。

さらに大切なのは、鮮度の見極め方です。野菜やくだものでもそうですが、作物は収穫された瞬間から、鮮度は落ちてゆきます。地産地消といって、とれた土地で食べるのがもっともおいしく、輸送費もかからずに安くて贅沢な食べ方といえるでしょう。それでも今は輸送技術も進み、おいしいきのこをどこのスーパーでも手に入れられるようになりました。

きのこの鮮度の見極めのポイントは次のとおり。

・柄（軸）がしっかりしている。よれたりしわが寄ったり、しおれていないこと
・柄（軸）が変色していないこと
・傘にはしわがなく、張りの良いもの
・傘、軸ともに水分が出ていないもの
これが種類を問わず、鮮度のよいきのこの特徴です。
種類別にいうと、

・シイタケ
傘の裏が淡白色で柄が短めのもの。傘が開ききらないもの。傘の肉付きのよいものが歯ごたえもあって香りもよいとされています。

・エノキタケ
栽培ビンの形のまま、円筒形をしています。柄の部分を軽く握ってみて、硬くてしっかりしているものを選びましょう。鮮度が落ちると、ふわふわと頼りない柔らかさになります。柄の本数が多くて、傘が開ききらないものが良品とされます。

・エリンギ
鮮度が落ちてくると、傘の表面にシワが寄ってきます。新鮮なものは柄が太く淡白色。しっかりと弾力のあるものを選びましょう。
・ブナシメジ
傘が褐色で丸く、柄が太いもの。また、大きさがそろったものがよいでしょう。
・マイタケ
傘は黒褐色。柄の部分が固く締まっているものが新鮮な証拠です。
・ナメコ
ぬめりに濁りがないもの。粘膜の中で、傘や柄がしっかりと硬さを保っているものが新鮮です。

最近では、あらかじめカットされていたり、株がほぐされていたり、石づきが除去されたブナシメジやエノキタケが売り場で見られるようになりました。これはパッケージを開けたら即、調理に使えますので、消費者の利便性を考えたら非常に便利といえるでしょう。今後、こうした形態の商品はもっと増えるかもしれませんね。

上手なきのこの保存方法

前項で、賢く買うにはセール特価のときにまとめ買いして保存しましょう、とご紹介しました。しかし、時間が経てば経つほど鮮度が落ち、味も栄養も損なわれるのはきのこもその他の生鮮食品と同じです。味や栄養価を損なうことなく上手に保存するにはどうしたらよいでしょう。

■冷蔵する

きのこはもともと、低温で栽培されます。そのため、栽培後の輸送・販売においても比較的低温で管理されますので、購入後は冷蔵庫で保存するようにします。きのこは酸素を吸って二酸化炭素を排出して成長しますから、使い残したきのこも、袋に空気が入っていると、それを吸って成長を続けてしまいます。できるだけ袋の空気を抜いた状態なら、一週間程度は保存できます。また、使いかけの状態で2～3日経ったものなら、火をとおして冷凍したほうが味が損なわれません。

■冷凍する

きのこって冷凍できるの？と思われるかもしれません。実はきのこは冷凍するのに向いている食材です。冷凍することで細胞が壊れ、うまみ成分が出やすくなっておいしく食べられる、という科学的裏付けもあります。また、保存期間が延びること、ひと手間かけて冷凍することで手軽に料理に使いやすいことも冷凍の魅力です。

具体的には、まずパッケージから出して、食べられない部分を取り除き（石づきなど）、食べやすい大きさにカットします。

このとき、使いたい料理が決まっているなら、その料理に合わせた切り方をしておくと便利です。特に決まっていない場合は、なるべく均一になるように切っておくと、調理の仕上がりもよくなります。

種類で言えば、ブナシメジ、エノキタケ、エリンギ、シイタケ、マイタケはカットした冷凍に向いています。ここでのポイントは、きのこは洗わないこと。よごれはふき取るようにします。

シイタケは軸を除いて、５～８㎜の薄切りに。

エノキタケは根元の固い部分を除いて、長さを三等分または２㎝ほどにカット。根本に近い固まった部分はほぐす。

ブナシメジは根元の固い部分を除いて一本ずつばらばらにほぐす。

エリンギは大きいものなら長さを半分に切り、３～８㎜の薄切りに。

ナメコは、パック入りのものはそのまま冷凍にします。石づきのついたものは切り落とします。

こうしてカットしたきのこは、冷凍保存用の袋に入れて空気を抜き、なるべく平らにして袋の口をしっかり閉じます。平らにするのは、使うときにほぐしやすいからです。そうしておけば、使う量だけ取り出せるのです。逆に、水洗いしたりして余分な水分があると、きのこ同士がくっついて霜も付きやすく、ほぐしにくくなります。また、事前にさっと湯がいてから冷凍にする方法もありますが、その場合もゆですぎないこと。水気をしっかりと切って（ペーパータオルなどで吸い取って）、粗熱をとってから小分けにしましょう。

冷凍きのこを調理するときは、凍ったままで使います。一度解凍すると、水分と一緒にうまみも抜けてしまって食感も悪くなります。汁物や炒め物には、凍ったまま、お鍋に入れましょう。保存期間は冷凍庫で約1か月です。

■乾燥させる

乾燥したきのこ、といえば、干しシイタケが知られていますが、その他のきのこも乾燥させることで保存期間を伸ばすことができます。ブナシメジ、エノキタケ、エリンギ、シイタケ、マイタケなどが向いています。まず、石づきを取り、食べやすい大きさにカットして（冷凍の項を参照）、ザルなどに広げて天日干しします。さらに表面が乾いてきたら、フライパンで乾煎りすると、より風味が増します。乾燥させることできのこの香りがより強くなり歯ごたえも出ますし、天日干しすることでビタミンDが増強されます。調理するときには、10～20分ほど、水かぬるま湯で戻してから使います。

■塩きのこと塩漬けきのこ

さらにひと手間加えるやり方としては、塩を使う方法もあります。

◆塩きのこ

ブナシメジやエノキタケ、エリンギ、シイタケ、マイタケなど200gを食べやすい大きさに切り、塩小さじ1/2と一緒に耐熱容器に入れてよく混ぜ、電子レンジ（600w）で3分加熱します。この状態で冷蔵庫で保存し、サラダやあえ物、スープなどに使いましょう。あらかじめ塩分がありますので、調味するときにはその分を考慮します。

◆塩漬けきのこ

さらにしっかり塩漬けにする方法です。

保存容器に塩を敷き、ゆでて冷ましたきのこを入れて、上から塩を振ります。これを繰り返して、最後に塩を振って、上から重しを載せます。塩の量は生きのこの重さの15％程度。しばらくして水が上がってきたら、重しを軽くします。

調理するときには使う分だけ取り出して真水に浸けて塩抜き（何度か水換えして）してから使います。

■酢漬けにする

塩のほか、酢漬けにする方法もあります。

ブナシメジ、エノキタケ、エリンギ、シイタケ、マイタケ、ナメコなどは、石づきをとって食べやすい大きさに切り、耐熱容器に。ラップをして電子レンジ（600w）で3分加熱します。ザルにあけて水気をよく切り、清潔にした保存ビンにいれ、きのこにかぶるぐらいまでお酢を入れます。このとき、塩や砂糖を少々加えてもよいでしょう。使うときにはそのまま、サラダやあえ物に利用します。

きのこ調理のコツ

せっかくのきのこをおいしく食べるには、調理のコツがあります。味、食感、香りを生かした調理のためには、それぞれのきのこの特徴を知って、ポイントを押さえておくことが大切です。

◆きのこは「味の相乗効果」を活かす！

【効果1】

きのこのうま味成分であるグアニル酸（核酸系うま味）は、グルタミン酸（アミノ酸系うま味。昆布などに多い）が加わると、味の相乗効果でうま味が増強されます。

この相乗効果はイノシン酸（核酸系うま味。カツオ節などに多い）とグルタミン酸の間においても起こるので、この三種のうま味を同時に用いると、さらにおいしくなるというわけです。具体的には、昆布、鰹節のあわせだしと一緒に調理すると、さらにおいしくなるというわけです。

【効果2】

きのこのうま味成分はグアニル酸だけではありません。ほかにもグルタミン酸、遊離アミノ酸、トレハロース、マンニトールなどがあります。これらのうま味同士を組み合わせることで、さらにうま味が増強されることがわかっていますので、数種類のきのこを同時に使って調理すると、うま味はきのこ単体のときよりも強くなります。シイタケ、ブナシメジ、エノキタケ、エリンギなどをパスタソースにしたりピクルスにするなど、きのこ同士を組み合わせる料理は数々あります。その時手に入ったきのこを上手に組み合わせて、ぜひ楽しんでほしいと思います。

◆きのこごとに調理のポイントを整理

【エノキタケ】

エノキタケは加熱すると、粘りやぬめりが出る特徴があります。さっと加熱するとシャキシャキとした食感が楽しめます。よく使われる料理は鍋もの、みそ汁などの汁物、おひたし、あえ物、炒め物、煮物、肉巻きや天ぷらなど、さまざまな料理で活躍します。

【ブナシメジ】

店頭に多く並んでいるのはブナシメジで、ホンシメジとは違います。「香まつたけ、味しめじ」といわれるシメジは本シメジのことを指します。

ですが、ブナシメジもうま味は強く、鍋物のほか、炊き込みご飯や汁もの、煮物、あえ物、炒め物にも向きます。濡らしたり加熱したりしてもぬめりは出ません。石づきを取ったら、手で簡単に割けるので小房に分けて調理します。

【シイタケ】

柄（軸）は固いので取り除くことが多いですが、細かく刻めば炒め物などに入れてもおいしく食べられます。新鮮なものは香りもつよく、歯ごたえや食感も楽しめるきのこです。鍋物のほか、炊き込みご飯や汁もの、煮物、あえ物、炒め物、揚げ物にも活躍します。

また、乾物の干しシイタケはうま味も香りも強く、栄養価も高い優れた保存食品でだしも出ます。干しシイタケは水を含ませて戻してから使いますが、戻し方にもコツがあります。まず、流水で軽く汚れを落としたら、かぶる程度の水に、傘が下になるように並べ、落し蓋をします。浸す時間は、製品が入っていた袋の指示に従ってください。急ぎたい場合は、ぬるま湯や電子レンジで戻す方法もあります。さらに時間を短縮するには、ぬるま湯に砂糖をひとつまみ加えます。砂糖水は真水よりも浸透圧が高くなるので、成分の溶出が遅くなります。水よりも早く吸水する一方、味の溶けだしを遅らせることができるというわけです。

【ナメコ】

全体に粘液（ぬめり）に覆われていて、滑らかな食感が楽しめるのがナメコの特徴です。味噌汁に入れたり、あえ物、煮物などに使うのが一般的ですが、ぬめりを活かしてあんかけにするのもおいしいものです。従来は水煮にしたものを袋詰めや缶詰で販売していましたが、最近は生のナメコをパッケージに入れて売っているのも見られるようになりました。

袋詰め、缶詰のものは、容器から取り出してそのまま調理に使えます。ぬめりが気になるようなら、一度ざっと洗ってザルにあけるか、ザルの上で熱湯をかけるなどして余分な粘液を取ってもいいでしょう。

生のナメコは、根元を切り落としてから手でほぐして小房に分け、ざっと水洗いしてから調理します。水洗いすると傷みやすくなるので、なるべく使い切りましょう。

さらにぬめりを除きたい場合は、一度軽く湯がいて水を切ると余分なぬめりが落ちます。

【マイタケ】

香りがよく、歯ざわりも楽しいマイタケはたんぱく質分解酵素を豊富に含みます。また、(黒) マイタケは加熱すると色素が溶け出して煮汁に色がつきますので、クリーム系の料理など、白い色にこだわるなら白マイタケを選ぶとよいでしょう。味も香りも栄養素も変わりません。炊き込みご飯や天ぷら、鍋物、汁もの、ホイル焼きや炒め物、あえ物など、オールマイティに活躍してくれるきのこですが、前述のようにたんぱく質を分解する力が強いので、茶わん蒸しに入れる場合は、一度ゆでるか、電子レンジで前加熱して酵素の働きを止める必要があります（でないと、卵液が固まりません）。

扱いは、ブナシメジと同じです。石づきを取り除いたら、手でほぐすだけでＯＫ。酵素の働きを利用して、硬いお肉とタレと一緒に浸けこんでおくと、肉が柔らかくなります。

【エリンギ】

アワビのようなこりこりした食感がたのしめるエリンギは、加熱しても縮まりにくいという特徴があります。炒め物、焼き物、パスタの具などのほか、炊き込みご飯や煮込み、あえ物などにも向きます。ボリュームがあるので、素焼きやホイル焼きなど、それそのものを主役にしたメニューにもぴったりです。扱いは、石づきを切り落としたら縦に割きます。このとき、手で根本から割くと、もっとも香りが立ち、味もしみこみやすくなります。縦切りでも輪切りでも、賽の目、乱切り、ささがきなど、どんな切り方でもＯＫ。和洋中、どんなメニューにも寄り添える、人気のきのこです。

【キクラゲ】

中国料理でおなじみのキクラゲは、コリコリとした食感が楽しいきのこです。スープや炒め物、煮込み、酢の物、酢味噌和えのほか、五目あんに入れるなど、料理やご飯ものに使われることも多いです。乾燥キクラゲはたっぷりの水にしばらく浸して、弾力が出るまで戻して使います。石づきを取り、適当な大きさに刻んで使います。

また、最近では生キクラゲも販売されています。そのまま刻んでサラダに…と使いたくなりますが、それはＮＧ。必ず加熱しましょう。生キクラゲは沸騰したお湯で30秒以上ゆでてからザルにとり、水気を切って熱を冷まし、好みの大きさに切って使います。乾燥ものよりもプルプルの食感が楽しめるので、サラダのほかにも酢の物や刺身風の食べ方も楽しいものです。

きのこパーティを開こう！

きのこをよりよく知ってもらい、新たな楽しみ方に触れてもらう企画として、きのこパーティを企画することもあります。ここでは、先ほどご紹介した藤原明子さんが広島県福山市で開催したきのこパーティをご紹介しましょう。

テーマは『きのことワインとオリーブオイルを楽しむ夕べ』。きのこマイスターの藤原さんと、オリーブオイルソムリエ（&テイスター）、マスターソムリエ（ワイン）の3者コラボレーションによる企画でした。

きのこ、ワイン、オリーブオイルの3要素に加え、せっかくなら開催地の名産品を加えることに。当初は生産量日本一を誇るクワイを使おうと考えたそうですが、開催時期と収穫時期にずれがあったために断念。ついで、福山市鞆《とも》の浦《うら》の「保命酒（幕末、時の老中であった福山城主阿部正弘がペリー来航の日米和親条約締結の際、食前酒として出した薬味酒）」を取り入れることに。

概略は決まったものの、開催にこぎつけるまでには料理の内容、会場のロケーションなど、諸条件に合う会場探しに始まり、事前広報、予約管理、内容の検討…と膨大な課題に取り組むことになったとか。

例えば、ワインを楽しんでもらう都合上、駅から遠いロケーションはNG。きのこやオリーブオイル、ワインの楽しみをお伝えする場であることを考えれば、会場は見通しがよく、コミュニケーションの取りやすいレイアウトであること。また、きのこをベースに詳細に料理について打ち合わせが必要で、かつ、ワインを持ち込んでのイベントにも快く協力してくれる、理解と心意気のある料理人（店）であること。などなど。

それらを一つ一つクリアして進めていったきのこパーティ。事前予約はすぐに埋まり、キャンセル待ちも出るほどに。会場となる店には何度も通ってシェフと詳細な打ち合わせを。オリーブオイルソムリエを交えて、きのこの料理法、サービスする順番、食材の切り方に至るまで相談。

せっかくの機会なので、多彩なきのこを楽しんでもらうために食材の調達。アギタケ、バイリング、フラワーえのき（竹内きのこ園）、マイタケ（奥出雲マイタケ）、大黒シメジ（タカラバイオ）、マッシュルーム（牛窓）、天然香り茸（藤原さんが自ら採取、自家干ししたもの）。

めずらしいきのこを紹介する紙製のランチョンマットも作成。きのこの写真に栄養成分や機能性の説明を添えました。加えて、当日のメニューとスタッフの紹介も。

こうして迎えた当日のメニューは次のとおり。

Ⅰ．牛窓マッシュルーム＆生ハム＆フルーツトマト

Ⅱ．フラワーえのきと釜揚げしらすのオムレツ

Ⅲ．奥出雲マイタケの野菜スープ

Ⅳ．ローストビーフ、大黒本シメジソース

Ⅴ．ホタテとアワビタケ、アギタケのソテー

Ⅵ．天然香り茸のリゾット

（ベリタリアの各種オリーブオイル使用）

デザート　保命酒のシフォンケーキ、ザバイオーネクリーム添え

ここに、信州長野から持参したとっておきのワイン（赤、白）、イタリアから空輸された各種オリーブオイルの新油が加わります。

ワインのマスターソムリエが、ワインの試飲に続けて好みを聞き、その結果から性格診断をしたり、ワインの解説をしたりと面白い話題で場を盛り上げます。

きのこマイスターは、料理が供されるたびに使われているきのこ（生）を手にもってテーブルを回り、特徴や機能性の説明を。山でのエピソードや毒きのこの話題なども織り込んで、味わいながら知る楽しみを提供。

オリーブオイルソムリエは料理に使われているオリーブオイルをその都度紹介。オリーブオイルの効果や上手な使い方などを伝授。料理好きな女性の心をつかみます。

このパーティのレポートの中で、藤原さんはこう書いておられます。

「今回の会場を選択するにあたり、（イタリアン、フレンチ、和食まで広げて）何軒も視察して歩いたため、いろんな店のシェフと知り合うことができた。次回は評判のフレンチレストラン、その次は割烹で『きのこと日本酒の会』、さらには大規模なイタリアンレストランや100人規模の和食の店でのきのこフェアをする企画が進行中である。ひとつのイベントのために自ら歩いたからこそ、多くの人や店とつながったのだと思っている」。

規模の大小はあれど、きのこを知り、味わうことで直接体験する機会を設ける。そうして新たなファンを増やし、また、飲食店やサービス産業、観光産業にとってもよい刺激となる「きのこパーティ」。土地の産品や人材を生かした取り組みとして、ますます注目されています。

きのこツーリズムって何だ？

パーティよりも対象をさらに広域に広げた企画がきのこツーリズムです。最近では緑豊かな農村や山間部、漁村などに滞在して地域の人々との交流を通して自然や文化、生活などを体験する「グリーンツーリズム」などが注目されていますが、そのきのこ版といえるのが、きのこツーリズムです。

紹介するのは「豊穣の風土・信越自然郷　ウェルネス・ステイ　モニターツアー（二泊三日）」。企画したのは一般社団法人信州いいやま観光局（長野県飯山市）です。

自然のリズムを忘れている現代人を対象に、豊かな自然に分け入り、体を緩め、「自然循環食」を経験することで、体本来の呼吸やサイクルを取り戻そうというもの。

その内容は…（以下抜粋）
・ワイナリーでの菌食膳の夕食
・文明アナリストによる縄文文化の解説
・星空観察会
・朝の高原でヨガ体験
・マイコファジィ（菌食）スープと朝食
・マイコファジィを知るセミナー
・森林セラピー（ウォーキングと森の中でのフルートコンサート）
・森の中での昼食
・野沢温泉で温泉を満喫
・スキージャンプ見学
・エノキタケ工場の見学
・農産物直売場での買い物

※平成25年11月に実施

など、盛りだくさん！実施報告によれば、参加者は東京、千葉、神奈川、埼玉、宮城、栃木…などから。年齢も20代から80代までとさまざまでした。きのこを中心とした、マイコファジィな食事はその多彩な内容に参加者も大満足だったようです。素材となったきのこを見ながら、きのこの機能性やおいしさの説明を受け、味わいながら学ぶ体験は深く心に残ったことでしょう。きのこマイスターによるミニセミナーではさらにきのこについてのレクチャーを受け、翌日にはブナ林をショートトレッキング。話に聞くだけでなく、実際に野山に分け入ることで、五感を駆使しての学びになるところがツーリズムのすばらしいところです。最後にはきのこの栽培現場の見学もあり、身近なきのこがどうやって生産されているのか、知ってもらう機会ともなりました。

こうした企画を成功させるには、事前の準備と、それぞれのコンテンツを受け持つスタッフをいかに充実させるかにかかっています。見る、聞く、味わう、歩く…。すべてに、その道に通じたガイドや講師が寄り添う必要があります。その点では、単純に移動と宿泊を組み合わせただけのツアー旅行に比べて何倍もの人的・経済的コストがかかりますが、今後は多くの消費者にも体験してもらえるよう、内容を精査し、より洗練されたものにしてゆく必要があるでしょう。

こうした取り組みは、テレビ番組やネットでの拡散のような「マス」な取り組みとは言えません。一つひとつが手作りで地道な活動です。

しかし、百聞は一見にしかずの言葉どおり、だれにとっても「直接体験すること」を超えるものはありません。

地域を活性化し、産品を知らしめること。きのこのすばらしさが普及する上で、大切な活動であると位置づけて、今後の発展に期待したイベントです。

第三章

きのこを
まいにち食べて
健康になる

さて、ここまではきのこの魅力と、それを広く知らしめようとする人々の努力について ご紹介してきました。ここからはきのこの機能性に注目してみたいと思います。

私たち日本人ときのこの関係はとても深く、長い歴史があります。縄文時代にはすでに食用としていた形跡があるのです。また、日本書紀や万葉集などの古い書物にも、きのこを食べた記録が出てきます。おそらくその時代には、自然に生えているきのこを採取して食べていたでしょうから、中には毒きのこにあたって亡くなった人もいたかもしれません。きのこの栽培については、今から400年ほど前、江戸時代初期になってシイタケを栽培するようになったという記録があります。

さて、それほどおなじみのきのこですが、古くから薬としても珍重されてきました。きのこには食物繊維やビタミン、ミネラルなどの栄養がたくさん含まれているものが多く、中には病気の症状を軽減したり治療する成分を含んでいるものもあるためです。また、薬品ではなくても健康促進のサプリメントにきのこ由来成分を多く含むものも、市場に出回っています。

では、きのこが健康にどう、いいのか。どのきのこにどんな成分があるのかを、この章では説明したいと思います。

生活習慣病には最適なきのこ

肥満が高血圧や糖尿病、脂質代謝異常症などの生活習慣病を引き起こす原因のひとつであることは、広く知られています。食物繊維やミネラルの豊富なきのこは、その点だけでも肥満予防には好ましい食品であることがわかりますよね。しかし、単なる食物繊維だけにとどまらない有効成分が、ある種のきのこには含まれています。

■脂肪を排泄するきのこ

脂質代謝異常症にかかったラットに、乾燥させたきのこの粉末から煮出した液を与えたところ、血液中や肝臓に沈着する脂肪が減った、という研究結果があります。比較対象として、そのきのこエキスを与えなかったラットは体重が増え、脂肪の量も増えていましたので、きのこエキスに何等かの効果があったことが証明されました。このように体から脂肪を排泄する働きは、カワラタケ、ハタケシメジ、ヒメマツタケ、バイリング、ヤマブシタケ、メシマコブ、エリンギなどで証明されていて、生活習慣病の予防にきのこの効果が期待されているのです。

■血圧を下げるきのこ

高血圧は、恒常的に血圧が高くなる病気です。高血圧は血管に負担をかけ続けることから、脳血管の病気や心臓病の原因にもなります。そんな恐ろしい高血圧ですが、カワラタケ、マンネンタケ、ヒメマツタケ、エリンギ、バイリング、エノキタケなどに血圧を下げる働きがあることがわかっています。ヒトの高血圧症によく似た本態性高血圧動物にこれらきのこの煮出し液を与えたところ、一定の値まで血圧が下がることが確認されたのです。ちなみに同じ煮出し液を、血圧の高くない動物に与えてみても、低血圧になるようなことはありませんでした。つまり、健康な人が食べても問題なく、高血圧の人が摂取すれば、血圧低下が期待できる、ということです。

これらを利用した健康食品も登場しています。特定保健用食品として厚生労働省から許可された「ビー・フラット」(キリンビール株式会社が開発)は、ブナハリタケの熱水抽出物からできています。同様の効果はシイタケ、エノキタケ、タモギタケ、ハタケシメジ、ヒメマツタケ、バイリング、マイタケなど多くのきのこにも確認されています。

日本人の高血圧のほとんどが、この本態性高血圧症ですが、一部難病として腎性高血圧疾患というものもあります。これは腎臓の血管障害などが原因で引き起こされる二次的な高血圧症ですが、このタイプの高血圧症に対しても、上記のきのこの成分が降圧効果を発揮したことも、確認されています。

きのこでがんを予防する！

悪性腫瘍の細胞が増殖するのを抑制したり除去手術後の再発防止に、きのこ類を活用することは、現代の医学界ではよく知られていることです。のちの章でもお話しますが、私がきのこ研究をはじめたきっかけとなった、父のがんのときもそうでした。胃をはじめとして、複数の臓器を部分切除しなければならなかった父は、きのこ由来成分の投薬と各種のきのこを積極的に食べることで、手術後20年以上にわたって健康に生活し、80歳の天寿を全うしました。

少し専門的な話になりますが、きのこの子実体や菌糸体からは、抗腫瘍活性（腫瘍が活性化するのを防ぐ）の働きをする複数の成分がみつかっています。具体的にはβ－グルカン、ヘテログルカン、ヘテロガラクタン、キシログルカン、グルクロノマンナン、マンノース、キシロース、グルコマンナンなどの多糖類、テルペノイド類などが報告されています。これらの成分の有効性は、一定の条件下での実験で、がん細胞の増殖を抑えることや、特定のがん細胞を対象にした効果がわかっています。

ただし、ここで注意しなくてはならないのは、こうした成分も「すべてのがんに効果があるものではない」ことです。

ヒトのがんというものはその発症も増殖も、原発部位（最初に発生する箇所）や患者自身の生活習慣、体質、遺伝的要素などさまざまな要因から影響を受けるものだからです。きのこの持つ成分の中に、抗腫瘍効果があることは確かなので、

・どのきのこの／どの成分が
・どんながんに（どんな発症のしくみに）対して
・どこに／どう作用して

抗がん性を発揮するのかを見出す研究はまだまだ進めなくてはいけません。

これまでに、きのこから製造された免疫を高める医薬品には、クレスチンやレンチ

ナン、シゾフィランなどの製品があります。私の父も服用していたクレスチン（※）はカワラタケの菌糸体から調製されたもので、特定のタイプのがんに対して処方されることがあります。

レンチナンはシイタケから、シゾフィランはスエヒロタケから調製されます。カワラタケ、シイタケ、スエヒロタケの3種のきのこを原材料とする医薬品については多くの臨床例があるものの「それぞれに一長一短ある」とする臨床医の評価もあり、さらなる改良や研究を進める必要があるでしょう。

※クレスチンは製造販売を中止しました。

私たちの研究では、カワラタケ子実体の抽出液を特定のがん細胞（培養細胞）に添加すると、がん細胞が死滅する効果を確認。マウスのがん腫瘍に対しても、腫瘍塊の縮小が認められました。

また、こうした腫瘍の増殖や感染症を含む疾患を抑えるには、人体の免疫機能を高めることが大切です。そこで実験的に、カワラタケの熱水抽出液をドリンクに混ぜて、健康な30人に飲んでもらったところ、免疫細胞の中でも特に腫瘍細胞やウイルス感染細胞の増殖を防ぐナチュラルキラー細胞やT細胞が増えることがわかりました。

また、これらを飲んだからといって、こうした細胞が異常に増えるわけではないこと（正常値の範囲）、同様の効果がカワラタケ以外の、ヒメマツタケ、ハタケシメジ、マイタケなどにもあることもわかっています。

血糖値低下と糖尿病対策にも

糖尿病にはⅠ型とⅡ型があることはよく知られています（そのほかにも小児糖尿病や妊娠糖尿病、ミトコンドリア糖尿病などもあります）。そしていずれの糖尿病にも、膵臓が作り出すホルモン、インスリンが深くかかわっています。人間をはじめとする哺乳類の体は、血液中の糖分（ブドウ糖）をエネルギー源として動くようにできています。ブドウ糖は血液に乗って体中に届けられるわけですが、その量は常に一定ではありません。食事をすることで糖分が取り込まれると、血液のブドウ糖の量（血糖値）は上がります。放っておけば、食後1～2時間をピークに減少に転じます。血糖値を適正な値にコントロールするのが、インスリンというわけです。

インスリンは血糖値が上がったことを察知すると膵臓のβ細胞からすぐに分泌されます。このとき、インスリンの働きが正常であれば、血液に乗って各臓器に届けられたブドウ糖はエネルギー源として使われたり、蓄えられたり、細胞の増殖に使われたりします。

この大切なインスリンが欠乏するタイプの糖尿病がⅠ型。インスリンは十分に生産されているのに、受容体や糖輸送担体の異常などでインスリンがきちんと作用しないためにおこるのがⅡ型です。日本人の糖尿病の90％がこのⅡ型糖尿病とされ、中年期以降に多く、また、肥満やストレス、高脂肪食などが原因とされています。食生活の乱れから若い人の発症も増えているようで、今や国民の10人に1人の割合でかかる恐れがあるとさえ言われる、おそろしい病気です。

糖尿病についても、きのこの成分で何等かの改善がみられることがわかっています。疾患モデル動物にハタケシメジ、ヒメマツタケ、ブナハリタケ、バイリング、ヤマブシタケなどの煮汁を与えるとインスリンを作り出す膵臓のβ細胞が活性化され、血糖値を下げる働きがあることが確認されたのです。

免疫力を高めるきのこ

疲れがたまっていたり、高齢になって抵抗力が衰えると、風邪ひきやすくなりますよね。このように感染性の疾患に対して抵抗してくれる体のしくみが「免疫力」です。私たちのまわりには、目に見えないウイルスや細菌、有害物質がたくさん存在します。体に侵入してきたこれらの物質は抗原と呼ばれますが、人間は体内にT細胞やナチュラルキラー細胞と呼ばれる、いわば防衛軍のような細胞を持っています。これらの防衛軍が、抗原に乗っ取られた細胞を殺してくれるために、病気に冒されずにすむというわけです。この、防衛軍が強い状態が、免疫力が高い状態と言えます。がん抑制の項目でも触れましたが、カワラタケやマイタケ、シイタケ、ヒメマツタケ、ハタケシメジ、ヤマブシタケなどのきのこの仲間には、免疫力を高めてくれる働きを持つものが非常に多いのです。中でも、カワラタケやヒメマツタケのもつ糖タンパク質にはがんを予防したり、その他の病気の感染を防ぐ力があることが、臨床試験からわかっています。糖タンパク質が直接がん細胞を攻撃するわけではなく、T細胞やナチュラルキラー細胞の働きを高めてくれるために、結果的に免疫力の増強につながるのです。

きのこで美人になる？

きのこが美容に役立つ食材だということは、美意識の高い女性の間では知られているのではないでしょうか。ローカロリーで太りにくい上に食物繊維やビタミン類、ミネラル類が豊富なきのこは、健康的なダイエットにぴったりの食材でもあります。おなじ重さで比較すると、シイタケはニンジンやキャベツのおよそ2倍の食物繊維を含んでいるのです。

食物繊維は、腸の働きに必要な細菌（腸内フローラ）を増やし、余計なコレステロールを体外に排出してくれる働きがあります。腸がきれいになれば、便秘が解消されます。便秘が解消されれば、老廃物が積極的に排泄され、皮膚の代謝もよくなります。結果として、ニキビや肌荒れなどのトラブルの軽減にもつながるのです。トラブルに対応するだけではありません、きのこの持つ成分には肌の炎症を抑えたり、シワや老化を予防する効果も発見されています。

こうした効果は、食べることだけで得られるものではないこともわかってきました。最近の研究では、皮膚にきのこから抽出した煮汁を塗ることで「すべすべ」「つるつる」を実感した、という結果も出ているのです。実際、きのこには多くの多糖類やタンパク質、美白に関係するとされているトレハロースなども含まれていますので、化粧品としての効果にも期待が集まっているのです。

高齢者ほどきのこを食べよう！

このようにさまざまな効果がわかっているきのこですが、もっともおすすめしたいのは高齢の方々です。抵抗力が落ち（免疫の低下）、生活習慣病などにもかかりやすいのが高齢者ですが、他にも加齢による深刻な疾病はいくつもあります。中でも皆さんが恐れているのは

・カルシウム不足による骨粗しょう症
・認知症

ではないでしょうか。

■骨を丈夫にするきのこ

骨を丈夫に、と言われてすぐに思い浮かぶのが「カルシウム」ではないでしょうか。小魚やチーズなどカルシウム豊富な食材を積極的に食べたり牛乳を飲んだりする人もいるようですが、カルシウムだけを一生懸命摂っても、骨は丈夫になりません。体内に入ったカルシウムは腸内で取り込まれますが、そこから骨へ吸着するには、ビタミンDが必要なのです。そのビタミンDを豊富に含んでいるのがきのこ、というわけです。骨の丈夫さを表す「骨密度」は30代の半ばから低下し始めます。この骨密度が限界を超えると骨が折れやすくなり、骨粗しょう症になってしまいます。これを予防するには、カルシウムとビタミンDをいっしょに摂取することが大切だというわけです。

きのこは全般にビタミンDが豊富ですが、特に干しシイタケ（乾燥シイタケ）は、生シイタケの9倍ものビタミンDが含まれています。乾燥させることでシイタケに含まれるエルゴステロールという物質がビタミンDに変化するためで、1日2個、乾燥シイタケを食べれば1日分のビタミンDが摂れるといわれています。

干しシイタケとチーズ、小魚、牛乳を組み合わせた料理なら、さらに効率的ですね。

■認知症ときのこ

認知症にもさまざまな症状がありますが、私が最もお勧めしたいのは、近年栽培が盛んになってきたニューフェイス、ヤマブシタケです。43ページでもご紹介したヤマブシタケ（天然のもの）は、北半球の温帯地域（中国、日本、アメリカなど）に分布しています。このきのこはサンゴハリタケ科サンゴハリタケ属のきのこで、自然界では夏から秋にかけて、広葉樹の枯れ木や立ち木に生育します。傘を分化（軸と傘に分かれること）せず、卵型で、人の頭のようにまんまるな形になります。商品として市場に並ぶものは直径数センチですが、天然のものでは20㎝ほどにもなる場合がありま す。色は白くて、菌の種類としては白色腐朽菌に分類されます。表面にはまるでウサギの毛のポンポンのように、1～5㎝にもなる無数のとがった針（柔らかいですが）をたらし、若い子実体は白いですが、次第に褐色になってゆきます。肉質は柔らかく、内部は多孔質。つまり、スポンジ状なので、汁気をよく吸います。

日本の市場でこそニューフェイスですが、中国では古くから料理に使われるきのこでした。形がテナガザルの頭に似ていることからシシガシラなどとも呼ばれ、アメリカでは中国名を英訳して「モンキーヘッド」と呼びます。これを乾燥させて粉末にしたものは「猴頭（ホウトウ）」という中国民間薬になります。

このヤマブシタケに、認知症の改善に作用する物質が発見されているのです。具体的には神経系の成長因子合成誘導促進物質といい、その名前をヘリセノンといいます。このヘリセノンの働きで「脳を活性化するきのこ」として一躍注目を浴びたのです。

このヘリセノンの発見をもとに、群馬県の宏愛会第二リハビリテーション病院（笠原浩一郎院長）では、ヤマブシタケを乾燥させたもの5gを毎日、半年間、患者の食事（味噌汁）に入れて摂取してもらいました。その結果ＦＩＭ値（認知症患者の自立度を測定する国際的評価基準）が、摂食前と比べて改善されていることがわかったのです。もちろん、それ以前に動物実験でも同様の確認はされています。アルツハイマー型と血管性、両方の認知症モデルのラットにヤマブシタケ由来の天然ヘリセノンを投与したところ「記憶保持」の面でも「学習能力」の面でも、明らかに向上が認められたのです。

さらに、ヤマブシタケの脳細胞保護作用についての最新研究では、一過性の中大脳動脈閉塞による脳梗塞に対しての作用も確認されています。血流障害に伴う脳梗塞にヤマブシタケがどう働きかけるのかを、マウスで実験したのです。

これによると、成人1人当たり、1日に乾燥ヤマブシタケを1～20gを摂るのと同じ条件になるように、マウスに乾燥ヤマブシタケを投与。その投与量が多ければ多いほど、脳梗塞になりにくい、という結果が出たのです。脳細胞を保護するという観点で見るなら、6例中の2例で、脳がほぼ正常に保たれたことがわかっているので、脳梗塞後の後遺症（運動機能障害や記憶障害、情動障害など）を予防する効果を持つ可能性があると考えられています。もちろん、その効果には個人差が予想されますし、これはマウスでの実験結果ですので、ヒトに適応させた場合については、さらなる解明が待たれるところです。

そのほかにも、免疫力の向上や血圧の降圧効果、豊富なビタミンDと食物繊維など、あらゆる生活習慣病に対応できるだけの力があることはご紹介してきました。高齢になるに従って増えるさまざまな疾患は、何か一つの原因で引き起こされるものばかりではありません。むしろ、さまざまな要因が関与しあって発現することを考えると、高齢者にこそきのこを食べていただきたいと、私は強く思うのです。

第四章

きのこには未来がある

きのこのさまざまな魅力について、お伝えしてきました。おいしくて機能性もあるきのこ。この章ではきのこの将来についてお話したいと思います。

今、きのこの機能性は各界から注目されています。また、産地と消費地を結びつける「地域創生」の観点からも期待が寄せられています。私は大学で農学（林産化学）を教えていますが、これからの研究はもっと実社会に即した、戦略的なものであるべきだと考えています。

私がきのこに魅せられたきっかけはごく私的なものかもしれませんが、研究を進めれば進めるほど、その原点にこそきのこの魅力、将来性が表れているように思えてなりません。知ることで日々の生活が、明日の健康が変わるかもしれません。ものの見方の角度を少し変えるだけで、ぐっと興味深くなるかもしれません。

きのこの未来について考えることは、日本人の健康な未来について考えることに他ならないのです。

なぜきのこの研究を始めたのか

私の父は文芸評論家でした。高校三年生のとき、その父が倒れたのです。診断は「胃がん」でした。今から30年以上前のことです。その後がんは複数の臓器に転移し、父は胃、十二指腸、膵臓尾部、脾臓と24か所のリンパ節などを切除、摘出する手術を受けました。がんが無条件に「不治の病」だと思われていた時代の話です。家族のだれもが絶望感に包まれました。ほんの高校生にすぎなかった私ですが、ここから先は副作用の多い抗がん剤治療や放射線照射が提案されるのだろうと予想していました。ところが担当医が示した術後治療の方針は、カワラタケ菌糸体から製造した免疫を高める医薬品〝クレスチン〟を投与するというものでした。そんなにもあちこちを切除したほどの末期がん。つまり手の施しようがないからきのこの投与なのかと、若い私は考えました。思わず医師に「父はそんなに悪いんですね？」と尋ねると、帰ってきた答えは「がんはもう切除した。あとは再発させないようにすることが一番大切なのだ」。

命を落とす不治の病。これだけの大手術が必要だったほどのがんに、果たしてきのこがどんな効果を発揮するのか？　素朴だけれど大きい謎を、自分自身で解決したいという気持ちが沸き起こり、東京農業大学に進学してきのこの研究を始めました。

結果から言うと、父は80歳まで生き永らえました。標準的な日本人男性として、天寿を全うできたといってよいでしょう。手術後の〝クレスチン〟投与から始まり、民間療法としてマンネンタケとヒメマツタケ（アガリクス）の煮汁液を飲用。大学で医療科学を学んでいた父らしく、これらを取り入れた生活を徹底的に自己管理したことで、がん再発は防止され、全身の免疫を増強し、術後22年にわたる人生を過ごせたのだと思います。

私が高校生だった当時、参考書で調べたきのこの役割は動植物界の食物連鎖のピラミッド（**次ページの図**）の最下部（微生物）に分類され、植物の細胞壁（難分解繊維・リグニン）を分解する「森の掃除屋さん」という程度の解説でした。きのこなどの微生物が、森の古くなった植物（枯れ木、枝、落ち葉）の細胞壁を分解・解体。栄養豊富な土に返してくれます。その土壌には、次世代の植物が豊富な栄養を吸って育

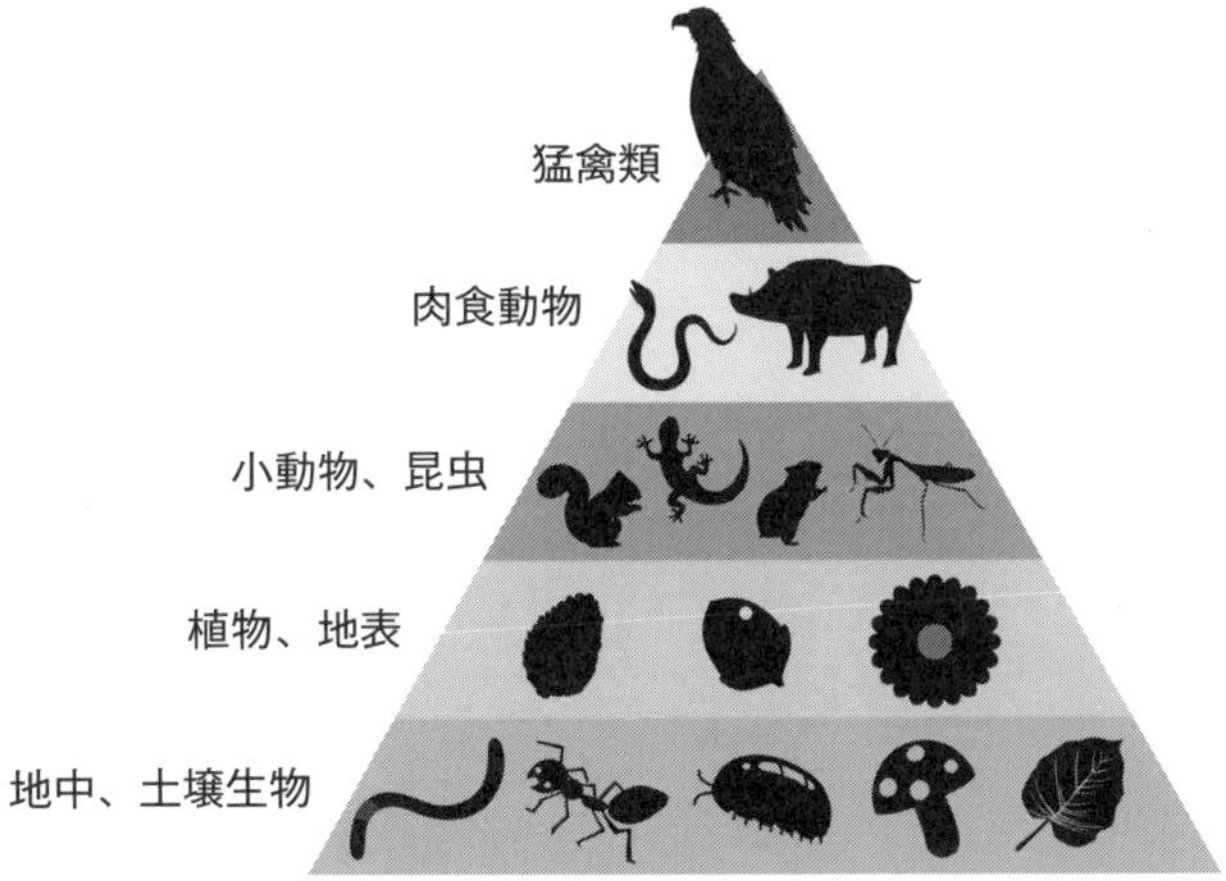

食物連鎖のピラミッド

ちます。そこで生産された植物（草木、果実など）は動物によって消費されます。やがて動物のフンが植物の種や菌類の胞子を運び、土の栄養の元となり、微生物が古い植物を分解し…という連鎖が続いていく、というわけです。

家族が死んでしまうかもしれない。十代の若者にとって決して小さくなかった事件が、私に生涯にわたって取り組むテーマをもたらしてくれました。きのこ研究は、そのとき父が私に与えてくれた、人生の宝物だと思っています。

日本のきのこ研究最前線

私がきのこ研究を始めてから30年以上が経ちました。もちろんそれ以前から多くの研究者が、この不思議な菌類の謎を解明しようと努力を続けていたわけですが、今もって、わからないことだらけ。課題も山積みです。

ひとくちにきのこ研究といってもどの角度からアプローチするのかによって、さまざまなテーマがあります。

日本でのきのこ研究には、大きく二つの柱があります。

ひとつは栽培の研究。

きのこの種類ごとに違う生育条件の解明と、それをいかに人工的に再現してゆくのか。どうコントロールすれば、よりおいしく付加価値のたかいきのこを、安定的に、たくさん生産することができるのか、という研究です。

ふたつめは育種研究。

より人工栽培に適した種を作りだすことで、栽培を容易にすることができたり、栽培コストが低減したり、味がよくなったり、収穫量が増えたり…というさまざまなメリットが追求できるというわけです。

従来のきのこ研究は、この2点を基礎として進められてきましたが、今私たちが推し進めているのは、きのこの機能性にまつわる研究です。

これまでにも、どのきのこにどんな機能があるのか。それが人体にどう働き、どんな効果をもたらすのか（これを機序といいます）。それを個別に解明しようとする研究は進められてきました。それに対して私が現在進めようとしている研究はもう一段、高い視点からきのこにまつわる状況全体を俯瞰するような研究とでもいえばよいでしょうか。

具体的にいうならば、

・きのこにはどんな種類があるか
・それぞれにどんな性質や機能があるか
・それをどういう栽培方法で栽培するのがベストなのか
・それらをどう加工するのが有効なのか
・各きのこの成分や機能を、どう利用するのがよいのか

・食材として考えたときには、どう調理するのがよいのか
こういったことを網羅的に解析して、きのこの持つ機能性を最大限に発揮する方法は何なのかを探ろうとしているところなのです。

海外での研究はどこまで進んでいる？

海外でのきのこ研究といえば、ヨーロッパで盛んです。その内容はどちらかというと薬理的な内容（きのこの機能や効果など）ではなくて、きのこの成り立ちや生育に関する基礎研究が中心です。きのこを培養するとき、菌糸がどのように伸びるのか、とか、どういう栄養素をもとに成長していくのかなど、きのこそのものの生理に着目した研究が中心です。日本では腐生性きのこ（木材腐朽菌）のうちでもマツタケの人工栽培は成功していません。同様にヨーロッパでは、ポルチーニの人工栽培が、いまだ確立できているとはいいがたい状況です（一部、人工培養をはじめているところもあるようですが）。高級食材であり、ヨーロッパの市場では大変人気のあるポルチーニですから、その人工栽培についての研究は盛んにおこなわれているようです。

むしろ、きのこを薬理的にとらえた研究はアジアで活発です。漢方薬のおひざもと、中国や韓国です。漢方薬は、まさに東洋医学の世界。私たちもきのこの糖やタンパクの役割について論文をしたため、欧米の学会誌：サイエンスやネイチャーに投稿したことがあります。しかし、私たちの論文は簡単には受け入れてもらえませんでした。きのこの成分は、糖とタンパク質が複合して初めて効果が見込めるものである、というのがその時の私たちの『発見』でした。それに対して学会誌側は「成分複合ではだめだ、どの成分が効果を持っているのか絞り込め」と言ってきました。私たちだって、有効成分を突き止めようとして分析をしたのです。その結果、糖とタンパク質を分離すると効果が減るという確証を得たから報告しているのに、唯一の成分が突き止められないのは「それは科学ではない。伝統医療だ」というのが、当時の西洋医学者・西洋科学者の態度でした。

東洋医学はブレンドの化学です。漢方薬は複数の生薬を適正な割合で配合することで効果を発揮します。一つひとつの生薬は、組み合わせ方や比率によって、毒にもなれば薬にもなります。相乗効果が得られるものもあれば、組み合わせることで効果を相殺するものもあります。しかしそうした考え方は、分析学に立脚する今の西洋科学では受け入れがたいのが現状です。

あらゆる分野でグローバル化が進む現在。東洋医学に注目する科学者も増えてきました。西洋科学の枠組みの中でしか評価されてこなかった中でも、すばらしい研究はたくさんあります。私の世代でなんとかこの枠組みの価値観を打ち破って、私を超える研究者たちが世界レベルで評価されるステージを作っていきたい。これも研究者としての私のテーマのひとつです。

これから期待できること〜わたしたちの研究がめざすもの

私たちがこれからやろうとしていることは、研究室を飛び出し、きのこを使う・食べる側の立場についての研究です。

よく言われる「産学連携」という言葉。大学などで研究した成果（学）を製造業・流通業などの実業界（産）に生かし、経済的・社会的発展を図ろうとすることをいいますが、どうしてもその実情は「理屈の上の空論」になりがちです。日本の「産学連携」の多くは企業が研究者に研究資金（費用）を投下し、研究者は見返りとして自分たちの成果や技術を提供するもの、という考え方ですが、これでは経済の低迷を抜本的に改善するだけの国際競争力は育たないと思うのです。

私たちはもっと具体的に

・日本が、他国には真似できない技術力をもって高い競争力を維持すること
・特用林産物「きのこ」での産業振興をはかり、地域を活性化すること
・機能性の高い「きのこ」を国民生活（食・医療）に取り入れることで、日本人の健康寿命を伸ばすこと

を考えなければいけません。

言葉にするとあっさり簡単に見えてしまいます。が、これを包括的な研究ととらえると、実に広大なテーマを秘めています。

■日本が他国には真似できない技術力をもって、高い競争力を維持すること

きのこには、第三章でもご紹介したとおり、さまざまな機能性があることがわかってきています。こうした機能性の部分を、いかに安全で安定的な商品に落とし込んでゆくか。それは医薬品かもしれないし、サプリメント（健康補助食品）かもしれませ

ん。

そうした「価値のある商品を生み出す力」を技術として獲得し、それを私たち日本人の優れた「知的財産権」として確立すること。それこそが大切です。

よく、自国の製品をコピーされた、と怒りを覚えることがあります。技術盗用や人材流出は深刻な問題です。新たな商品を創造するためには、大学や公的な研究機関などの研究成果や技術と、それを必要とする社会のニーズをいかに結び付けるか。身もふたもない言い方ですが、お金になる技術を確立し、それを他国に真似させない体制を整えること。それが日本の産業を守っていくことにつながりますし、生産者や研究者のモチベーションにもなってゆくはずです。

■特用林産物「きのこ」での産業振興をはかり、地域を活性化すること

地方創生と言われ続けて、長く経ちます。自治体ごとに事情は違えど、若者の流出問題と地域の高齢化、地域産業の振興はどこの土地にとっても大きな課題でしょう。しかし、そこに儲かる仕事があれば、人は帰ってきます。生きていけるだけの基盤があれば、その土地を離れようとは思いません。それが雇用の確保や地域産業の振興に

つながり、地域は結果的に活性化するというわけです。

具体的には、付加価値の高いきのこやきのこ加工品の製造を通して、競争力のある生産拠点を生み出すこと。生産コストの安い諸外国の製品に太刀打ちできるだけの、唯一無二の製品を作れるようにすること。そのためには、

・生産者自身の努力
・私たち「学」側の研究開発力
・それを制度（しくみ）や予算（資金）面でささえる行政や企業

が手を携えて、各地域に根差した活動を展開する必要があるのです。

■機能性の高い「きのこ」を国民生活（食・医療）に取り入れることで、日本人の健康寿命を伸ばすこと

高齢社会の到来で、医療費の負担が巨大化の一途をたどっています。それは国家財政を圧迫するのみならず、個人のＱＯＬ（生活の質）にまで影を落とします。特に高齢者の健康問題に「生活習慣」が疾病の発生や進行にかかわっていることは、もうみなさんご存知でしょう。現在は国を挙げて疾病予防に乗り出し、政府も生活習慣の改

善を呼びかけていいます。

特定の成分（たとえば鉄分や亜鉛などのミネラル分など）を強化した機能性きのこの中には、疾病の予防や治療に効果を示すことが医学的に確認されているものもあります。もちろんそうした商品には消費者の注目度も高く、機能性きのこの売り上げは、ここ数年うなぎのぼりです。とはいえ、そこには数々の課題もあります。医師・薬剤師・管理栄養士などの「その道のプロ」の中には、機能性きのこなどの「機能性食品」を積極的に日々の食生活に取り入れることについて慎重論を唱える人もいます。

なぜなら、特定のきのこに医療科学的な効能が確認されたとしても、それが同一名のきのこすべてに保障されるものではないからです。

仮に「鉄分増強シイタケ」という商品があったとしても、すべてのシイタケに「鉄分増強シイタケ」と同じ効果は保証できない、ということです。機能性きのこを健康増進に役立てるのであれば、消費者や調理担当者は

・医科学系に正しく評価された商品であることを確認の上

・産地、品種、栽培方法、品質管理の面からもよい商品であることを確かめ

・安全で機能成分が安定的にはたらく商品を選ぶ

ことが大切です。

少し話が難しくなりました。

簡単に言いかえるなら、

私たち研究者と生産者が協力して「確かな商品を作り出す」ことで地域産業を発展させ、機能性の高い食品を通して、国民の健康に寄与する、ということです。

例えば「免疫力の低下したお年寄りのためのきのこ」「成長期の子供の栄養バランスを支えるきのこ」など目的に応じた品種を開発し、市販されるものとは別ルートで給食センターなどに供給する。そうやって健康状態の弱った人たちに寄り添うような開発ができないかと考えているのです。

この壮大なビジョンを少しでも現実に近づけてゆくためには、研究者は実験室にこもっていてはいけません。きのこが作られる現場、売られる現場、そして食される現場に飛び出し、フィールドワークに挑むこと。それがこれからのきのこ研究の重要なポイントではないかと思うのです。

すでに具体的に始まっている話もあります。私は研究者であると同時に、きのこ研究と開発を手掛けるベンチャー企業の社長にもなりました。そうした活動の一環として、認知症に対応する機能が確認されているヤマブシタケを取り入れた味噌を商品化したのです。ダジャレで恐縮ですが、私の名前 江口文陽（えぐち ふみお）からとって商品名は「江口文味噌《えぐちふみそ》」としました。

これは麦味噌を仕込む際、発酵の段階からヤマブシタケを全体の5〜8％ほど添加。発酵熟成させた結果、味噌自体にヤマブシタケと同様の機能性が加わり、さらにきのこの持つグルタミン酸が増加したことで味噌のうま味も倍増した、という食品です。「体にいいから食べましょう」とはいっても、特定の食品を摂り続けるのは至難です。その点、日常的に使う味噌なら、無理なく自然に摂取できるだろうと考えたのです。

私の母校であり、現在も勤務する東京農業大学は「実学の大学」と呼ばれています。机上の空論ではなく、即、産業界に役立つ学問を身につける大学、というわけです。

一般的な薬理的な研究をしている大学は他にもたくさんあります。東大、京大といったそうそうたる大学だって、力を入れて研究を進めています。

私たち東京農大にしかできないことは何だろう。そう考えたとき、実学で培ったノウハウを生かし、大学発のベンチャーを通して消費者に近いところで研究を進め、自らの手で研究資金を手にできるような体制を作っていきたいと考えているのです。

私は東京農大で博士の学位を取得してから群馬県の高崎健康福祉大学の教授になり、のちに学会の会長になりました。今は国の省庁の委員などを拝命しています。そうした経験を通して痛切に感じたことがあります。

多くのジャンルで多くの研究者が、国や企業から費用を出してもらって研究をしています。自分の研究資金を、どこを頼みに調達するのか。国に向かって、お腹を空かせたひな鳥のように口を開けて待っていることがよいのでしょうか。そうじゃないだろうと私は思っています。

研究資金が血税から出ているのであれば、それを負担してくれているのは、税金を納めている国民の方々です。なのであれば、その方々に対して私たちがどれだけの貢献ができるのか。それはいくら閉ざされた研究室の中で考えていても、答えにはたどり着けない命題です。

幸い私たちはきのこという、非常に身近なものを研究テーマにしています。解きほぐせば解きほぐすほど複雑ですが、経済的にも薬理的にも、いろんな意味で高い効果が期待できる分野でもあります。それだけに、そういう難解なことを、いかにわかりやすく消費者に伝えてゆくのかが、私たち研究者の使命だと思うのです。

そのためにも、国の費用や民間からの研究費、さらには自分たちで稼いだ特許料などで利益を上げて、さらに先端的研究を進めるためのプロジェクトを組んでいきたい。

現在50代の私にできるのは、この仕組みづくりでしょう。若い研究者たちがその仕組みを足掛かりに、私を超える研究成果をもって世界に挑めるように。力のある研究者が私の研究室や、あるいはこの国から輩出されることを期待したいと思っています。

江口文陽（えぐち　ふみお）
東京農業大学教授、1965年群馬県生まれ、前日本きのこ学会会長、東京農業大学大学院博士後期課程修了、博士（林学）、日本学術振興会特別研究員、高崎健康福祉大学教授を経て現職。「きのこ博士」としてマスコミでも幅広く活躍。
著書として「きのこを利用する」「きのこを科学する」（共に地人書館）「からだにおいしいきのこ料理」（理工図書）など多数ある。

きのこをまいにち食べて健康になる

2018年4月24日　初版発行

著者　江口文陽
発行　株式会社 キクロス出版
〒112-0012　東京都文京区大塚6-37-17-401
TEL. 03-3945-4148　FAX. 03-3945-4149
発売　株式会社 星雲社
〒112-0005　東京都文京区水道1-3-30
TEL. 03-3868-3275　FAX. 03-3868-6588
印刷・製本　株式会社 厚徳社
プロデューサー 山口晴之　エディター 浅野裕見子　デザイン 山家ハルミ

ISBN978-4-434-24593-0　C0077

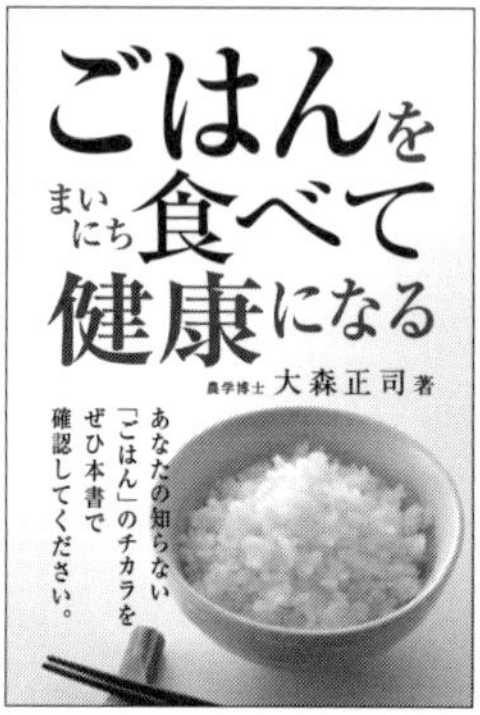

大妻女子大学名誉教授・農学博士 **大森正司**

四六判並製・本文176頁／本体1,200円（税別）

目次紹介

●第一章
ごはん好きのお米知らず
コンビニはごはん天国
食育の重要性を考える
環境にやさしい水田効果
国を守っているお米
お米は食事に合わせて選ぶ
ブレンドするにはワケがある
●第二章
お米マイスターに学ぶ
三ツ星と五ツ星お米マイスター
お米と消費者の〝伝道師〟
日本のお米、世界のお米
お酒になるお米、おもちになるお米

ニューフェイスのお米たち
お米の上手な保存法
おいしいごはんの炊き方
おいしさを引き立てる器

●第三章
ごはんをまいにち食べて健康になる

朝ごはんでスタートダッシュ
ごはんとがん予防
生活習慣病予防に最適なごはん
血糖値を下げるごはん食
ごはんで動脈硬化を予防する
ダイエットにはごはんがベスト
キレる子供はごはん不足
ストレスに強いごはん
老人パワーをよびさますごはん食

●第四章
おにぎりパワーの秘密

若者の人気No.1はおにぎり
トップアスリートはおにぎり党
おにぎりの具はお魚系
梅干はベストマッチング
昆布は栄養の宝庫
体がお茶漬けを欲しがるワケ
手巻き寿司は栄養の三位一体

●第五章
お米には未来がある

糖質ダイエットの勘違い
健康寿命を支える和食
海外流出の危機
ごはん人気を取り戻す私の提言